Heinz-Peter Röhr
Sucht – Hintergründe und Heilung

Heinz-Peter Röhr

Sucht – Hintergründe und Heilung

Abhängigkeit verstehen
und überwinden

Patmos

Bibliografische Information der Deutschen Nationalbibliothek

Die Deutsche Nationalbibliothek verzeichnet diese Publikation in
der Deutschen Nationalbibliografie; detaillierte bibliografische Daten
sind im Internet über http://dnb.d-nb.de abrufbar.

2. Auflage 2008
© 2008 Patmos Verlag GmbH & Co. KG, Düsseldorf
Alle Rechte vorbehalten
Umschlagmotiv: © ColorBlind Images/Getty Images
Umschlaggestaltung: init.Büro für Gestaltung, Bielefeld
Printed in Germany
ISBN 978-3-491-40118-1
www.patmos.de

Das Leben zwingt uns dazu,
uns mit dem auseinanderzusetzen,
was wir im Innersten sind.

Dalai Lama

Sucht ist eine unheilbare Krankheit.
Was heilen kann, sind die Wunden,
die die Krankheit geschlagen hat,
sowie die seelischen Verletzungen,
die die Suchtkrankheit verursachten.

Heinz-Peter Röhr

Inhalt

Einleitung: Sucht – eine Hungerkrankheit

Sucht ist eine Hungerkrankheit. Die Frage ist, wonach der Mensch hungert, und vor allem, warum er nicht satt wird. Natürlich geht es um den Hunger nach Zuneigung, Liebe, Anerkennung und Wertschätzung. Je weniger ein Mensch in der Lage ist, diesen Hunger zu stillen, desto stärker wird der Hunger werden. Am besten vergleicht man das Problem mit einem inneren Loch, das sich nicht füllen lässt. Was man auch hineinsteckt, letztlich wird es sich nur scheinbar schließen und immer wieder sich von Neuem öffnen, schlimmer noch, mit der Zeit größer werden. In einer Konsumgesellschaft sind es alle möglichen Aktivitäten, mit denen man in dieses Loch füllen möchte. Nicht nur mit Drogen, nicht nur mit Alkohol wird versucht, diese Unzufriedenheit zu beseitigen. Viele andere »Mittel« werden gesucht, die jedoch letztlich nicht zur wirklichen Befriedigung führen. Zu nennen ist hier alles, was mit Konsum zu tun hat: Reisen, Autos, Kleidung, Elektronik, Computer, Internet, Sex, Arbeit, Erfolg, Anerkennung, Lob – man kann diese Liste immer weiter fortschreiben und schließlich feststellen, dass alle diese Tätigkeiten nicht wirklich zur Zufriedenheit führen, wenn dieser innere Hunger tief in der Persönlichkeit vorhanden ist. Möglicherweise lenken bestimmte Tätigkeiten eine kurze Zeit von der inneren Not ab, bald jedoch wird die Unzufriedenheit, die innere Leere sich wieder einstellen und die Suche beginnt von Neuem. Suchtkranke sind Symptomträger einer süchtigen Gesellschaft, die ihren Hunger nicht wirklich befriedigen kann. Eigentlich haben Suchtkranke etwas zu sagen, man kann von ihnen lernen.

Das Suchtproblem findet sich in allen gesellschaftlichen Schichten. Einige Gruppen sind stärker betroffen, dazu gehören nicht nur die, die am unteren Ende der Skala gesellschaftlicher Anerkennung stehen, sondern besonders stark die extrem Erfolgreichen, etwa Popstars und Mitglieder der High Society. Sucht ist auch keine Frage der Intelligenz – hier sind alle gefährdet.

Das Problem der inneren Leere wird durch die Suchtkrankheit noch größer, und es ist von höchster Bedeutung, einen Weg zu finden, der zur Zufriedenheit führt. Viele Suchtkranke, die rückfällig wurden, berichten, dass sie zwar »trocken« geworden waren, aber nicht zufrieden. Sie blieben hungrig und enttäuscht – Groll und Selbsthass bestimmten ihr Dasein.

In diesem Buch werden Überlegungen angestellt, wie eine tiefere Zufriedenheit erreicht werden kann. Wie gelingt es, die Suchtkrankheit zu akzeptieren, eine Krankheit, die niemand haben will? Wie gelingt es, die Krankheit zu verstehen? Wie sind Rückfälle zu verstehen und wie lassen sie sich vermeiden? Und schließlich: Wie kann man aus dieser Krankheit Nutzen ziehen?

Das Buch wendet sich an alle, die sich mit ihrer Suchterkrankung auseinandersetzen wollen. Sei es, dass sie sich in einer Entgiftungs- oder Entwöhnungstherapie befinden, in der Selbsthilfegruppe mitarbeiten oder sonstwie ihr Verständnis für die Suchtkrankheit erweitern möchten. Auch diejenigen, die abstinent leben, aber unglücklich mit ihrer Situation sind, werden vermutlich in diesem Buch Antworten finden oder neue Perspektiven erkennen.

Die Angehörigen sind die Vergessenen, die vielfach Unverstandenen; sie sind aber auch diejenigen, die sich selbst nicht verstehen. Sie stehen wie im Nebel und sind oft nicht in der Lage, ihre eigene Situation realistisch einzuschätzen. Auch diesen Menschen soll zumindest auf einen Teil ihrer drängenden Fragen eine Antwort gegeben werden. Während den Suchtkranken in Deutschland weltweit das beste Suchthilfesystem zur Verfügung steht, ist das therapeutische Angebot für Angehörige immer noch verschwindend gering. Allerdings ist die Bereitschaft der Angehörigen, ihre Behandlungsbedürftigkeit anzuerkennen, meist mangelhaft. Sie glauben, dass ihre Probleme sich erledigen, wenn der Betroffene aufhört, Suchtmittel zu konsumieren. Co-Abhängigkeit ist eine Krankheit, ähnlich wie die stoffgebundene Abhängigkeit, die zum Verlust wesentlicher Qualitäten der Persönlichkeit führt. Viele Co-Abhängige verlieren nicht nur ihre Unbeschwertheit im Leben, sondern auch ihre Liebesfähigkeit. Ihre Behandlung erfordert die gleiche Intensität wie die Behandlung einer Sucht.

Ich hoffe, mit diesem Buch manchem langjährig abstinenten Suchtkranken aus der Seele zu sprechen und demjenigen, der gerade anfängt, sich mit seiner Suchtkrankheit auseinanderzusetzen, einen Leitfaden an die Hand zu geben, der ihm in einer schwierigen Zeit eine Hilfe ist.

Die verschiedenen Kapitel sind aus einer gruppentherapeutischen Arbeit entstanden, die ich seit vielen Jahren in der Fachklinik Fredeburg durchführe. Ziel ist es, die Patienten, die nach der körperlichen Entgiftung in eine Entwöhnungsbehandlung kommen, mit den nötigen Informationen zu versorgen, die sie auf ein abstinentes Leben vorbereiten. Dabei geht es nicht nur um Information, sondern auch um Dialog. Welche Fragen bewegen Suchtkranke und welche typischen Schwierigkeiten sind zu bewältigen? Die einzelnen Kapitel sind so angelegt, dass sie auch allein verständlich sind, wobei eine gründliche Lektüre insgesamt zu empfehlen ist. Manche Wiederholung ist Absicht und dient der Vertiefung. Danken will ich meinen Patientinnen und Patienten, von denen ich immer wieder lernen durfte. Meiner lieben Frau Annemie danke ich für die Überarbeitung des Manuskripts, vieles wurde dadurch erst verständlich und lesbar.

Bad Fredeburg im September 2007
Heinz-Peter Röhr

Auch (bzw. nur) mit kleinen Schritten lassen sich weite Wege zurücklegen.

1. Tod und Auferstehung – Leben mit Suchtkrankheit und Co-Abhängigkeit

> Suchtkrank zu werden ist eine tiefe Verletzung der Persönlichkeit und erzeugt eine furchtbare Wunde, die heilen soll.
> Schwere Schicksalsschläge können nur mit Hilfe von Trauerarbeit wirklich bewältigt werden.

Die Behandlung der Suchtkrankheit ist schwierig und bleibt leider viel zu oft ohne Erfolg. Die meisten Suchtkranken sterben an den Folgen ihrer Krankheit.

In diesem Buch wird der Versuch unternommen, zum einen das Scheitern vieler Suchtkranker zu verstehen und zum anderen den Weg zu beschreiben, der zu zufriedener Nüchternheit führt. Um diesen Weg besser zu erkennen, wollen wir uns zunächst mit dem Trauerprozess beim Tod eines nahestehenden Menschen beschäftigen. Schwere Schicksalsschläge, tiefe Verletzungen werden nur mit Trauerarbeit bewältigt. Auch die Suchtkrankheit ist eine solche Verletzung: Sie verursacht eine innere Wunde, die heilen muss. Nur zu oft gelingt dieser Heilungsprozess nicht oder nur unvollkommen. Rückfälle in das Suchtverhalten sind zu erwarten, mit neuem Leid und weiteren Selbstverletzungen.

Der Suchtkranke hat etwas verloren: seine Unversehrtheit, sein Selbstwertgefühl, seine Selbstachtung und Würde. In der »nassen Phase« ist er moralisch tot, alles wird sinnlos, leer und qualvoll. Ein Mensch kann lebendig tot sein, nämlich dann, wenn er einem Suchtmittel vollkommen verfallen ist. Die Bewältigung der Suchtkrankheit und der Verlust eines lieben Angehörigen zeigen viele Parallelen. Die Phasen, die durchlaufen werden, folgen dem gleichen Muster.

Der Trauerprozess

Die erste Phase: Verleugnung

Wenn ein geliebter Mensch plötzlich stirbt, ist die erste Reaktion eines Angehörigen in aller Regel *Verleugnung*: Man kann es nicht fassen, man will es nicht wahrhaben und kann es nicht begreifen. Angehörige erkennen die Unausweichlichkeit der Situation nicht an, sie versuchen, sich vor dem Unabwendbaren zu schützen. Der Schock ist zu groß und der Schmerz zu tief, als dass man die Situation wirklich verstehen und emotional akzeptieren kann. Man hat z. B. das Gefühl, dass der Verstorbene plötzlich wieder zur Tür hereinkommt oder dass man ihn irgendetwas fragen könnte. Häufig wird beschrieben, dass die Angehörigen völlig gefasst erscheinen, emotionslos, wie versteinert oder als befänden sie sich in Trance. Andere versuchen, sich irgendwie abzulenken, etwa zu putzen, Todesanzeigen zu schreiben, irgendetwas nahezu mechanisch zu tun. Das Bewusstsein ist mit der Tatsache des plötzlichen Todes überfordert, und so ist die Verleugnung eine verständliche und hilfreiche Reaktion. In der Psychotherapie ist die Rede von einem Abwehrmechanismus. Gerade die vielen Erledigungen vor der Beerdigung lassen Angehörige nicht zur Ruhe kommen und helfen bei der Verleugnung.

Die erste Phase des Trauerprozesses ist somit von Verleugnung gekennzeichnet. Das Bewusstsein schützt sich vor Überforderung; dies ist ein normaler menschlicher Vorgang. Natürlich kann es nicht bei der Verleugnung bleiben, dies geschieht nur in sehr seltenen Fällen. Es kommt zur nächsten Phase, die von Schmerz, Verzweiflung und Wut gekennzeichnet ist.

Die zweite Phase: Schmerz, Verzweiflung, Wut

Langsam wird das Ausmaß des Verlustes deutlich. Nichts lässt sich mehr verleugnen, es ist wie es ist; Schmerz, Wut und Ohnmacht sind übermächtig stark. Ein nie gekannter Schmerz stellt ich ein, ein übermächtiges Gefühl, das eventuell mit der Angst verbunden ist, verrückt zu werden, weil der Schmerz so unerträglich ist. Häufig brechen erst nach der Beerdigung tiefste Verzweiflung und Trostlosigkeit durch. Das Leben scheint jede Freude verloren zu haben; was auch geschieht, alles bleibt grau und sinnlos. Der Trauernde hat keinen Appetit, nichts schmeckt oder könnte trösten. Andere beginnen, wahllos etwas in sich hineinzustopfen, um sich zu betäuben.

Viele nehmen den Schmerz bewusst wahr, aber sie glauben, keine Wut zu spüren. Dabei gehört Wut zum normalen Trauerprozess dazu: Warum wurde ich verlassen? Wer kann so etwas zulassen? Diese unmenschliche Zumutung kann unmöglich akzeptier werden! Auch sehr gläubige Menschen hadern mit ihrem Gott; mitunter ist die Wut so stark, dass sie sich völlig von ihrer Religion abwenden. Der Ausdruck von Wut ist zur Bewältigung der Trauer notwendig und wichtig. Jeder wichtige Verlust ist mit Wut verbunden, die auch ausgedrückt werden will. Sehr eindrucksvoll ist dies bei den Ureinwohnern der Südsee zu beobachten. Sie gelten als besonders glückliche Menschen, die eine sehr ursprüngliche Form der Trauer besitzen. Wenn ein naher Angehöriger stirbt, etwa der Partner, dann dauert die Trauer drei Tage. Während dieser Tage und Nächte schreien und weinen sie mit aller Kraft. Schmerz, Wut und Trauer wird in exzessiver Weise zum Ausdruck gebracht. Die Folge ist eine Katharsis, eine Befreiung, und nur so wird verständlich, dass es diesen Menschen möglich ist, am vierten Tage wieder zu heiraten. Für westliche Menschen ist dies nicht zu verstehen. Allerdings ist in unserer Kultur ein anderes Problem viel wahrscheinlicher: Trauer wird zum bleibenden Problem, weil es nicht gelingt, sie zu beenden. Viele Menschen trauen sich nicht zu, durch die Trauer hindurch zu gehen, ihre Gefühle bleiben sozusagen »stecken«. Sie weichen vor Wut und Schmerz zurück, und so bleibt Trauer ein andauerndes Problem. Getrost kann man unserer Gesellschaft eine latente Depression bescheinigen, weil viele Gefühle nicht wirklich zum Ausdruck gebracht und letztlich viel zu flach erlebt werden. Die Folge ist oft Leere und Langeweile, die das Leben vieler bestimmt. Der Trauerarbeit kommt daher höchste Bedeutung zu.

Die dritte Phase: Trauerarbeit

Trauerarbeit heißt, durch den Schmerz hindurchzugehen. Das Verhältnis vieler Menschen zur Trauer ist gestört. In einer Gesellschaft, die auf Spaß, Events, Genuss und Konsum fixiert ist, scheint Trauer keinen Platz zu haben. Leid wird vermieden, und so ist es fast als typisch zu betrachten, dass der Schmerz der Trauerarbeit bei vielen keinen Platz findet. Es besteht ein *Trauertabu,* damit ist gemeint, dass es sich nicht gehört, traurig zu sein und dies anderen Menschen zu zeigen. Trauer ist Privatsache, und Außenstehende wollen und sollen damit nicht konfrontiert werden. Die Anteilnahme geht über Floskeln meist nicht hinaus. Viele wissen auch nicht, was sie sagen sollen, und fragen sich, ob sie dem Trauernden eventuell zu nahe treten. Müssen sie sich schuldig fühlen, weil sie den Schmerz des Verlustes gerade wieder aufwühlen, wenn sie nachfragen oder Anteil nehmen? Besser und sicherer ist es also, Trauer zu vermeiden, das Thema nicht zu berühren. Der Trauernde soll stark sein, den Verlust schnell überwinden und so vermeiden, dass er andere mit seinem Schmerz belästigt oder belastet.

Die Frage ist, wozu der Mensch eigentlich dieses Gefühl der Trauer braucht. Ist es nicht besser, es einfach zu ignorieren, Trauer zu verdrängen? Jemand sagte einmal, dass Trauer der Preis für die Liebe sei. Dem ist zuzustimmen, denn Trauer gehört zu den Grundgefühlen. Erst die Fähigkeit zu trauern lässt uns zu Menschen werden. Zum Leben gehören Sterben – Abschied – Neuanfang. Die Fähigkeit zu trauern ist die Voraussetzung zum Glücklichsein. Wer die Fähigkeit besitzt, durch die Trauer hindurchzugehen und zu einem Ja zum Schmerz zu finden, wird frei für neue Erfahrungen, Beziehungen, Wagnisse und Sinnfindungen.

Es ist notwendig, dass sich der Mensch Zeit für die Trauer nimmt. Nur so behält sein Leben Tiefe und Grund. Sie dauert unterschiedlich lange, aber sie dauert so lange, wie sie dauert. Im Folgenden wollen wir einigen Hinweisen nachgehen, die Aufschluss über den Trauerprozess geben.

Der wichtigste Hinweis ist, dass es notwendig ist, sich mit dem Schmerz zu konfrontieren. So ist es z. B. richtig, ein Bild von dem Verstorbenen in die Wohnung zu stellen, sodass man gezwungen ist, hinzuschauen. Wer vor der Trauer flüchten will, wird die Erfahrung machen, dass sie immer wieder wie eine dunkle Wolke aus der Verdrängung aufsteigt. Unbewältigte Trauer bleibt, dauert jahrelang, manchmal Jahrzehnte, und wird eventuell überhaupt nicht verarbeitet. Aktiv auf die Trauer zuzugehen ist für viele schwierig, scheint unerträglich oder sinnlos. Die Angst vor dem starken Trauergefühl lässt Menschen zurückschrecken und alles vermeiden, was es verstärken könnte.

Trauernde brauchen Trost, obwohl sie meist untröstlich sind. Der hilfreichste Trost kommt von demjenigen, der wirklich zuhört. Zuhören ist die einzig wirksame Methode, einem Trauernden beizustehen. Man sollte ihn nicht belehren, den Trauerprozess nicht abkürzen wollen und keine Ratschläge geben. Es ist auch nicht angemessen zu behaupten, dass man alles versteht, denn wirklich verstehen kann niemand, was in einem Trauernden geschieht. So ist es für Trauernde, etwa trauernde Eltern, verletzend, wenn jemand behauptet, dass er den Schmerz verstehe.

An dieser Stelle ist ein Hinweis auf trauernde Kinder von Bedeutung. Oft können Eltern es schlecht ertragen, wenn ihr Kind traurig ist. Sie versuchen, es abzulenken, zu entschädigen, etwa mit Geschenken oder Süßigkeiten. Die eigenen Kinder sollen keinen Schmerz erleben. Dies ist meist die falsche Maßnahme, da Kinder lernen müssen zu trauern. Sie brauchen Eltern, die sich Zeit nehmen, zuhören und den Trauerprozess begleiten. Bereits hier werden die Weichen oft falsch gestellt. Trauer ist keine Krankheit, sondern ein Prozess, der zu bewältigen ist und zu jedem Leben dazugehört. Trauer ist auch bei Erwachsenen nicht bedeutend anders als bei Kindern. An dieser Stelle gilt das Jesuwort: »Wenn ihr nicht werdet wie die Kinder …« Von Kindern kann man trauern lernen: Ein kleines Kind hat etwas Schlimmes erlebt, es weint, läuft zur Mutter und wird auf den Arm genommen. Das Kind erzählt das überwältigende Ereignis immer wieder, die Mutter hält das Kind, hört zu und tröstet es. Nachdem es zu einer Katharsis, zu einer Abreaktion der schmerzhaften und ängstigenden Gefühle gekommen ist, holt das Kind tief Luft und läuft wieder auf den Spielplatz, wo neue Abenteuer warten.

Hilfreich ist eine Trauergruppe, in der sich Menschen zusammenfinden, um die Trauer zu bewältigen und um sich gegenseitig zu stützen. Die Möglichkeit, über den eigenen Schmerz zu reden, ist der beste Weg, Erleichterung zu finden. Vielleicht erscheint er zunächst so groß, dass die Worte fehlen. Der schlimmste Fehler besteht jetzt darin, dass sich der Trauernde mit seinem Schmerz isoliert. Er errichtet eine dicke Mauer um sich herum und lässt niemanden an sich heran. Hier ist es oft fraglich, ob es zu einer heilsamen Trauerarbeit kommt. Verbitterung, Groll und Wut über das schwere Schicksal sind dann die dominierenden Gefühle. Doch darin ist keine Erlösung möglich. Es gibt Tränen der Wut und es gibt Tränen der Trauer. In den Tränen der Wut ist immer ein Nein versteckt. Nein, es hätte nicht passieren dürfen; nein, ich will nicht, dass es ist, wie es ist. Dieses Nein hat immer Festhalten zur Folge!

Manchmal waren Menschen von dem Verstorbenen emotional abhängig. Sie glauben, allein nicht leben zu können, und entwickeln eventuell eine pathologische, eine krankhafte Trauer. Sie stürzen in tiefste Verzweiflung und können nicht glauben, den Verlust jemals zu überwinden. Sie werden depressiv, entwickeln psychosomatische Krankheiten oder werden suchtkrank. Hier ist psychotherapeutische Hilfe notwendig.

Manchmal kann die Trauer über Jahre nicht beendet werden. Gerade *wenn jemand sich nicht mit dem Tod Abfinden kann,* weist dies auf eine emotionale Abhängigkeit hin. Man kann sich nicht verabschieden, nicht loslassen – zu sehr wurde der Mensch für das eigene Leben gebraucht. Der Verlust ist so wesentlich, dass er eigentlich nicht sein darf. Was hätte man tun können, um ihn zu verhindern? Welcher Arzt, welches Krankenhaus wäre in der Lage gewesen den geliebten Menschen zu retten? Diese und ähnliche Fragen werden immer aufs Neue gestellt, ohne dass es eine wirkliche Antwort geben kann. Aber scheinbar es ist immer noch besser, sich weiter mit diesen Fragen herumzuschlagen, als sich mit dem Endgültigen abzufinden.

Die vierte Phase: Integration

Mit der Integration wird der Trauerprozess abgeschlossen. Indem ein Mensch immer wieder durch Trauer und Leid hindurchgeht, findet er allmählich zu einem Ja. Damit ist gemeint, dass er den Schmerz, dass der Verstorbene nicht mehr lebt, zunehmend akzeptiert.

Er begreift, dass er immer noch Kontakt herstellen kann, z. B. indem er eine innere Zwiesprache hält, die tröstlich und hilfreich ist.

Er kann beispielsweise seine Probleme mit dem Verstorbenen in einem inneren Dialog besprechen. So kommen Klarheit und Nähe auf; ein tiefes Gefühl der Verbundenheit bleibt bestehen. Unverlierbar lebt der Verstorbene im eigenen Herzen weiter. Die Liebe hat nicht aufgehört, im Gegenteil, sie macht frei, und das Herz ist nicht mehr schwer, sondern leicht. Der Verstorbene hat einen Platz im Herzen des Trauernden gefunden; das Leben fließt weiter, und die Trauerarbeit hat zu mehr Tiefe im eigenen Leben beigetragen.

Unausweichlich führt Trauer auch an das zentrale Thema der eigenen Sterblichkeit heran. Die Verdrängung der Angst vor dem eigenen Tod ist ein Merkmal unserer Kultur. Fast jeder hat diese Angst, und nur wenige beschäftigen sich wirklich damit. Dabei ist es von höchster Bedeutung, sich ein inneres Bild davon zu erarbeiten, wie es nach dem Tode weitergehen könnte. Die Seele existiert auch ohne Körper weiter; wie dies jedoch genau sein wird, weiß niemand. Nur wer zu Lebzeiten gestorben ist, d. h. wer keine Angst mehr vor dem Tod hat, kann wirklich leben. Er wird versuchen, dem Leben nach bestem Wissen und Tun einen Sinn zu geben. Nur vom Tode her bekommt das Leben Wert und Tiefe.

Diese wenigen Sätze machen deutlich, dass es Hoffnung gibt. Nur der Mensch, der seinen Schmerz bewusst akzeptiert, kann ihn verarbeiten und schließlich überwinden. Dies ist ein Grundprinzip des Lebens, denn das Vermeiden von Schmerz wird letztlich zu noch mehr Schmerz führen.

Die Auseinandersetzung mit Trauer und Trauerarbeit an dieser Stelle soll auf die notwendigen Schritte hinweisen, die auch Suchtkranke gehen müssen, um ihre Krankheit zu integrieren; die Parallelen sind deutlich zu erkennen.

Die Genesung des Suchtkranken

1. Verleugnung

Der schlimmste Feind des Suchtkranken ist die Verleugnung, nicht das Suchtmittel. Der Suchtkranke leidet an einer lebensgefährlichen Krankheit, die nur durch absolute Abstinenz vom Suchtmittel zum

Stillstand gebracht werden kann. Für Alkoholiker ist das Konzept des »kontrollierten Trinkens« nicht praktizierbar, ebenso wenig der kontrollierte Umgang mit anderen Suchtmitteln für chronisch Suchtkranke. Früher oder später führen diese Versuche bei nahezu allen nicht nur in die verheerenden Zustände zurück, sondern verstärkt in den Terror der Sucht.[1]

Der erste Schritt bei der Behandlung der Suchtkrankheit ist die Entgiftung. Ohne medizinische Hilfe ist es den meisten Suchtkranken nicht möglich, abstinent zu werden. Auch wenn es hin und wieder gelingt, ohne Krankenhausaufenthalt abstinent zu werden, ist es als normal anzusehen, dass der Suchtkranke die Krankheit zunächst nicht anerkennen kann. Auch wenn ihm Ärzte und Therapeuten die Suchtmittelabhängigkeit immer wieder attestieren, will er es nicht glauben. Um krankheitseinsichtig zu werden, bedarf es in der Regel vieler Rückfälle, Entgiftungsbehandlungen und Entwöhnungen. Längst ist dem Betroffenen klar, dass er suchtkrank ist, aber für ihn kann nicht sein, was nicht sein darf. Das Etikett »Suchtkrank« zu haben ist kränkend, ehrverletzend und demütigend. Wie wird er jetzt bewertet von Familienmitgliedern, Freunden, Arbeitskollegen, Nachbarn usw.? Die Verleugnung ist eine verstehbare Reaktion auf eine brutale Wahrheit, die zunächst niemand akzeptieren will.

In der chronischen Phase der Suchtkrankheit verändert sich das Leben des Betroffenen dramatisch. Die psychische Situation wird immer labiler. Das Denken dreht sich fast ausschließlich um das Suchtmittel. Konflikte werden stetig weniger gut bewältigt. Post wird beispielsweise nicht mehr geöffnet. Die Arbeitsleistung sinkt, auch wenn der Suchtkranke dies nicht wahrhaben will. Schließlich kommt es zum psychischen Zusammenbruch. Sinnlosigkeit, Depression, moralischer Verfall, Wahnvorstellungen können auftreten. Der Suchtkranke fühlt sich verfolgt, von allen möglichen Menschen oder Institutionen. Er isoliert sich zunehmend und es kommt zu massiven sozialen Nachteilen. Der Führerschein geht verloren, Freunde und Bekannte wenden sich ab, schließlich geht der Arbeitsplatz verloren. Der soziale Abstieg kann bis in die Obdachlosigkeit führen. Besonders leiden natürlich Partner oder Kinder des Suchtkranken. Sie werden hineingezogen in Elend, täglichen Streit oder sind Opfer von Tätlichkeiten oder Misshandlungen.

Die Suchtkrankheit belastet auch den Körper extrem. Zahlreiche Symptome stehen im unmittelbaren Zusammenhang mit der chronischen Vergiftung: Leberschäden, Schädigungen des Nervensystems, Kleinhirnschäden, Krampfanfälle, Entzündung der Bauchspeicheldrüse, Delirium, Herzmuskelschäden, um die wichtigsten zu nennen. Auch wenn dem Süchtigen immer wieder bewusst wird, dass er etwas ändern muss, bleibt der Teufelskreis bestehen. Der Suchtkranke hat große Angst vor einer Entgiftungsbehandlung; er glaubt das Suchtmittel zu brauchen wie die Luft zum Atmen, daher darf es ihm nicht genommen werden.

Sozialer Druck ist meist das einzige Mittel, eine Behandlung zu erzwingen. So sind es im Wesentlichen auch drei Gründe, warum Suchtkranke in eine Entwöhnungsbehandlung kommen:

1. Der Suchtkranke wurde vom Partner verlassen. Dies erlebt er eventuell zunächst als große Erleichterung, da er jetzt sein Suchtmittel in beliebiger Menge konsumieren kann, ohne mit Vorwürfen rechnen zu müssen. Bald wird jedoch die Situation lebensbedrohlich. Der Suchtkranke verliert völlig den Halt und bekommt existenzielle Ängste. Er will den Partner zurückgewinnen, er begibt sich in Behandlung. Leider finden viel zu wenige Angehörige den Mut, den Suchtkranken vor die Wahl zu stellen: entweder das Suchtmittel oder die Beziehung. Sie verstehen nicht, dass der Suchtkranke eine Chance bekommt, wenn man ihn verlässt.

2. Der Arbeitgeber ist der Motivator. Wenn der Suchtkranke am Arbeitsplatz auffällt – wegen Fehlzeiten, Alkoholfahne, Unzuverlässigkeit, Unfällen u. Ä. –, wird er eventuell vor die Alternative gestellt, entweder den Arbeitsplatz zu verlieren oder sich in eine Therapie zu begeben. Viel zu häufig werden Suchtkranke am Arbeitsplatz von Kollegen aus Gründen falsch verstandener Solidarität gedeckt. Die Krankheit verlängert sich und die Chancen des Suchtkranken auf Genesung werden schlechter. In der Therapie fühlt er sich meist zunächst gezwungen. Aber jetzt hat er die Möglichkeit, aus Fremdmotivation Eigenmotivation zu machen.

3. Der dritte Grund, warum ein Suchtkranker sich in eine Behandlung begibt, ist das körperliche Befinden. Er spürt, dass es um alles geht: um ein Leben ohne Suchtmittel oder den sicheren frühen Tod. Suchtkranke, die ihre lebensbedrohlichen Erkrankun-

gen so gerade überlebt haben, sind meist eher bereit, den Weg in die Abstinenz anzutreten.

Warum es nicht leicht ist, die Krankheit zu akzeptieren, wird im Folgenden weiter beleuchtet. Neben dem Gefühl, persönliche Würde, Selbstachtung und Wert verloren zu haben, gibt es noch zusätzlich erschwerende Umstände, die beachtet werden sollten.

Das Heimtückische an der Suchtkrankheit ist, dass der abstinent lebende Abhängigkeitskranke meist symptomfrei ist. Das heißt, er spürt nichts mehr von seiner Krankheit. Die Gier nach dem Suchtmittel ist wie weggeblasen, die körperliche Erholung schreitet fort. Wie leicht gerät er so in Versuchung, die Suchtkrankheit zu verleugnen! Wenn jemand ein Bein verloren hat, wird er sich schwerlich selbst glauben machen können, dass er zwei Beine hat. Sobald der Süchtige von seiner chronischen Erkrankung – die zudem nicht haben will – nichts mehr spürt, ist die Verlockung, sich selbst zu betrügen, groß. Daher brauchen Süchtige meist mehrere Rückfälle, um endlich zu akzeptieren, dass sie suchtkrank sind.

Der Suchtkranke muss also glauben, dass die Krankheit auch dann in ihm vorhanden ist, wenn er abstinent lebt und sie auf direkte Weise nicht mehr spürt. Dieser Glaube kann momentan vorhanden sein, er kann jedoch auch wieder verloren gehen. Daher will er gepflegt und ständig erneuert werden. Selbsthilfegruppen sind hier von unschätzbarem Wert, da sie maßgeblich dazu beitragen, dass das Wissen um die Erkrankung erhalten bleibt.

Ein weiterer Grund, der häufig zur Rückfälligkeit führt, ist die Tatsache, dass jeder, der sich in der chronischen Phase der Suchtkrankheit befindet, seine emotionale Stabilität verliert. Er ist auch dann noch nicht belastbar, wenn er sich etwa einer Entgiftungsbehandlung im Krankenhaus unterzogen hat. Der »psychische Apparat« ist von der extremen Vergiftung und durch den Terror der Sucht sehr beschädigt. Schon geringfügige Konflikte führen zu einer Überforderung und zum Griff zum Suchtmittel. Nachdem der Süchtige abstinent wurde, bedarf es in der Regel einer längeren Erholung und Absicherung, etwa durch den Aufenthalt in einer Fachklinik. Den meisten gelingt es nur so, eine stabile Abstinenzfähigkeit und Abstinenzmotivation aufzubauen.

Ein dritter Grund, der hier erwähnt werden sollte, ist in der Persönlichkeitsstruktur vieler Suchtkranker zu finden. Sie sind leicht kränkbar und leiden häufig an einer narzisstischen Persönlichkeitsstörung[2]. (Siehe hierzu auch das Kapitel *Sucht und Persönlichkeit*.) Ihr Selbstwertgefühl ist in Wirklichkeit schwach, wird aber durch unrealistische Größenphantasien aufgeblasen. Sie geben sich übertrieben selbstsicher und überschätzen ihre emotionale Stabilität. Sie sind besonders gefährdet, der Verleugnung zum Opfer zu fallen. Nicht selten ist eine narzisstische Persönlichkeitsstörung Ursache und Hintergrund für die Suchtkrankheit. Diese Patienten haben immer große Probleme, sich als suchtkrank zu akzeptieren, da dies zu ihrem Selbstbild überhaupt nicht zu passen scheint.

2. Verzweiflung, Wut, Selbsthass

Die nächste Phase steht, wie sich zeigen wird, in enger Verbindung mit der vorigen Phase der Verleugnung. Dass der Süchtige sich selbst für sein Scheitern verantwortlich macht und daher große Schuldgefühle entwickelt, ist ein völlig normaler Vorgang. Vor allem ist er wütend auf sich selbst und macht sich entsprechende Vorwürfe. »Es hätte nicht passieren dürfen! Ich könnte mir vor Wut in die Stirn beißen«, meinte ein Suchtkranker, der versucht, seine Gefühle zu beschreiben.

Der Suchtkranke richtet die Wut gegen sich selbst oder er sucht Schuldige.

Die Wut richtet der Suchtkranke gegen die eigene Person, was für die Persönlichkeit sehr nachteilig ist. Die Suchtkrankheit ist nicht heilbar, sie bleibt ein Leben lang bestehen und ist lebensgefährlich. Ähnlich scheint es mit der Wut zu sein, auch sie bleibt häufig ein Leben lang bestehen. Jedenfalls scheint es für viele Suchtkranke keine Erlösung aus Schuldgefühlen und Wut auf sich selbst zu geben.

Man kann versuchen, sich abzulenken, nicht daran zu denken oder so tun, als wäre alles nicht gewesen – letztlich werden Wut und Selbsthass wie bittere Galle aufsteigen und das Lebensgefühl nachhaltig beeinträchtigen. Wohin man auch geht, was man auch tut, die Wut wird zum ständigen Begleiter.

Ein häufiger Versuch, mit Schuldgefühlen und Wut fertig zu werden, ist die Bagatellisierung, eine Variante der Verleugnung. Der Suchtkranke will das Ausmaß seiner Schwierigkeiten nicht sehen. Er verniedlicht seinen Suchtmittelkonsum, belügt sich selbst und andere. Denn wenn alles nicht so schlimm war, dann gibt es keine Schuldgefühle und auch keine Wut auf sich selbst. Letztlich führt die Bagatellisierung in die Rückfälligkeit. Wie lange die Rückfälligkeit andauert, ist ungewiss und hängt von vielerlei Umständen ab. Jedenfalls ist anschließend alles nur noch schlimmer und das Gefühl, erneut versagt zu haben, stärker.

Die Wut darüber, dass das Suchtmittel gesiegt hat, lässt den Suchtkranken nicht in Ruhe. Immer wieder beginnt er den Kampf von Neuem. Es heißt, der Suchtkranke muss kapitulieren und den Kampf mit dem Suchtmittel beenden. Aber dies ist nicht so einfach, denn Wut und Schuldgefühle lassen sich nicht ohne weiteres abstellen.

Die Wut auf sich selbst hat innere Spannungen zur Folge, die mehr oder weniger stark sein können. Und auch wenn sie schwach sind, handelt es sich um ein andauerndes Problem. Ein heftiger Schmerz, der nach kurzer Zeit verschwunden ist, lässt sich leichter ertragen als ein andauernder, von dem es keine Erlösung zu geben scheint. So ist es auch mit Wut- und Schuldgefühlen: Sie bleiben und wirken sich auf Dauer nachteilig auf die Persönlichkeit aus. Die Wut wird zum dauerhaften Groll auf sich selbst. Dieser Groll kann sich ausdehnen und zum Groll auf jedes und alles werden. Ein negativistisches Weltbild und entsprechende Reaktionen auf die Mitmenschen sind dann die Folge. Der Körper ist der Spiegel der Seele und so kann die dauerhafte Wut auf sich selbst auch zu Krankheiten führen. Vor allem Krebserkrankungen sind hier zu nennen. Die häufigste Erkrankung ist jedoch die Suchtkrankheit selbst, die durch Rückfälligkeit wieder ausgelöst wird. Die Stimmung wird durch Wut- und Schuldgefühle dauerhaft beeinträchtigt. Viele Suchtkranke fühlen sich depressiv; sie sind jedoch nicht wirklich traurig, sondern wütend und verzweifelt über sich selbst. Der Versuch, diese Gefühle einfach zu vergessen, gelingt nicht.

Ein Versuch, sich der Verantwortung zu entziehen, ist die Suche nach Schuldigen. In der Therapie ist immer wieder zu erkennen, dass Suchtkranke innerlich davon überzeugt sind, dass ein anderer an ihrer Krankheit schuld ist. Es sind hier in erster Linie die Eltern, die als Schuldige identifiziert werden. Sie werden verurteilt, weil sie nicht lieben konnten, abwesend waren, sich ungerecht verhielten, Geschwister vorzogen oder sich sonst wie schuldig machten. Viele Suchtkranke haben ein gespaltenes Elternbild: gute Mutter – böser Vater oder umgekehrt: guter Vater – böse Mutter. Mehr oder weniger bewusst geht es um Rache. Man glaubt sich im Recht, will sich rächen, und entwickelt innere Wut, die nicht zu beenden ist. Ohne es zu wissen, richten Betroffene diese Wut letztlich gegen die eigene Person. Der Hass wird zum Selbsthass, nicht zuletzt deshalb, weil man ja schließlich von der gehassten Person abstammt.

Für andere Suchtkranke ist der Partner oder die Partnerin die innere Instanz, die zur eigenen Entlastung beitragen soll. Erwachsene Kinder, die sich angeblich nicht genügend kümmern oder anders sind als erwartet, kommen für ältere Suchtkranke als Sündenbock in Frage. An dieser Stelle ist auf einen entscheidenden Unterschied hinzuweisen. Bei der Bearbeitung der Suchtkrankheit geht es darum, die tatsächlichen Hintergründe zu verstehen, wie es zur Suchtkrankheit kommen konnte. Dabei kann deutlich werden, dass Eltern sich schuldig machten, etwa durch eine sexuelle Traumatisierung, oder durch Misshandlungen, die die Seele nachhaltig belasten und als Mitursache für die Suchtkrankheit zu betrachten sind. Die innere Haltung ist hier jedoch von entscheidender Bedeutung, und manchmal dauert es in der Therapie lange, bis das Festhalten am Schuldigen aufgegeben werden kann. Dies ist dann als therapeutischer »Durchbruch« zu verstehen, zumal es jetzt darum geht, die Verantwortung für das eigene Leben selbst zu übernehmen und die eigenen Defizite zu bearbeiten bzw. sie ohne Suchtmittel zu bewältigen. Weiter unten werden wir ausführlich auf dieses Problem zurückkommen.

Der Suchtkranke fühlt sich vom Leben betrogen und kann sich selbst nicht lieben. Er steckt in einem Teufelskreis, denn oft wurde mangelnde Selbstliebe, das Gefühl, unzulänglich zu sein oder nicht zu genügen, mit Suchtmitteln betäubt. Gerade diese unliebsamen Gefühle führten in die Suchtkrankheit. All dies wird durch die Tatsache, suchtkrank zu sein, verstärkt – ein Teufelskreis.

3. Aktive Trauerarbeit und Verantwortungsübernahme

Die Suchtkrankheit zu betrauern scheint für viele Süchtige eine undenkbare Angelegenheit. Wer traurig ist, braucht Trost, und Trost dafür, dass man suchtkrank geworden ist, kann nicht sein! Dabei liegt aber gerade hier die Lösung. Zunächst kann der Suchtkranke nicht verstehen, dass er Trost verdient hat, und vielleicht wendet er sich lieber wieder den Schuldgefühlen und dem Selbsthass zu, weil ihm dies einfacher und logischer erscheint.

Generell fällt es Suchtkranken schwer zu trauern. Sie sind ihre eigenen schärfsten Kritiker. Sie fallen dann wieder in Phase zwei, indem sie Selbsthass und Groll gegen die eigene Person richten.

Trauern heißt, »auf den Schmerz zugehen«.

Die natürliche Reaktion auf Schmerz ist Rückzug, Flucht, Vermeidung. Die erste einschneidende Erfahrung mit Schmerz ist das berühmte Anfassen der heißen Herdplatte. Jedes kleine Kind braucht diese Erfahrung, um sich zukünftig vor Gefahren zu schützen.

In unserer Kultur fehlt der konstruktive Umgang mit Schmerz. Insgesamt wird die Tendenz gefördert, unangenehme Zustände zu vermeiden. Kinder werden oft verwöhnt, in Watte gepackt und vor allen erdenklichen Missstimmungen bewahrt. Kleinste Einschränkungen werden ausgeglichen: Der Fernsehfilm ist ausgefallen, also schenke ich dir Süßigkeiten. Verwöhnt, überfüttert und unfähig, kleinste Frustrationen zu ertragen, fehlt jegliche Initiative, das Leben selbst zu planen und zu gestalten. Alles erscheint sinnlos und leer – es dominieren depressive Gefühle, die sich nicht auflösen lassen. Der Versuch, das innere Defizit mit Selbstverwöhnung zu bekämpfen, führt in den Teufelskreis der Sucht. Die Auseinandersetzung mit Schmerz wurde von Suchtkranken in der »nassen Phase« exzessiv vermieden. Doch nur wenn der Suchtkranke zu einer aktiven Trauerarbeit bereit ist, kann er seine Erkrankung überwinden. Im Folgenden werden Möglichkeiten, diesen Prozess in Gang zu setzen, beleuchtet und mögliche Schwierigkeiten aufgezeigt.

Der erste Schritt besteht darin, die Verleugnung aufzugeben und das wahre Ausmaß der Krankheit zu akzeptieren. Es ist wie es ist und nichts soll mehr beschönigt werden. Dazu gehört auch Ehrlichkeit in Bezug auf den Suchtmittelkonsum, d. h. die Alkoholmengen dürfen nicht mehr bagatellisiert werden.

Krankheitseinsicht

Die eigene Sucht zu erkennen ist der erste bedeutende Schritt bei der Behandlung der Krankheit. Der Suchtkranke muss erkennen, dass er wirklich krank ist. Dies fällt schwer, denn wer will schon suchtkrank sein? Um diese Erkenntnis zu gewinnen, sind Rückfälle notwendig. Der Rückfall gehört zur Krankheit, denn nur so wächst allmählich die sichere Erkenntnis, dass einem der kontrollierte Umgang mit Suchtmitteln nicht möglich ist. Der Suchtkranke selbst muss die Diagnose stellen, dass er krank ist. Es ist weniger wichtig, ob andere – Partner, Kinder, Ärzte oder Suchtberater – zu der Erkenntnis gelangten, dass eine Suchtkrankheit vorliegt. Manchmal können Angehörige dies nicht akzeptieren, etwa Eltern, die nicht einsehen wollen, dass ihr Sohn oder ihre Tochter suchtkrank ist. Eventuell verzögert solch gut gemeintes Abstreiten den Prozess der Krankheitseinsicht beim Suchtkranken.

Viele Alkoholkranke verdrängen ihre Trinkexzesse. Oft bleibt nur eine Ahnung von den Vorgängen während des Rausches. So nahmen erwachsene Kinder den völlig betrunkenen Vater mit einer Videokamera auf. Dieser war überrascht und erschrocken, als er sein chaotisches Verhalten später im nüchternen Zustand sah. Angehörige erleben den Terror der Sucht oft viel realistischer als der Süchtige selbst, der sich in einem narkotisierten Zustand befindet. Meist schämt sich der Betroffene sehr und will mit der Wahrheit nicht konfrontiert werden. Er vermeidet alles, was ihn mit den peinlichen Vorfällen konfrontieren könnte. Wie wird es möglich, offen über Schuld- und Schamgefühle zu reden? Vor allem ist es notwendig, sich immer wieder zu vergegenwärtigen, dass Sucht eine Krankheit ist, die jeden nicht nur in tiefste Verzweiflung bringt, sondern ihn auch Dinge tun lässt, die er sonst nie tun würde. Dieses Schicksal teilt er mit Millionen anderen Menschen, die auch nicht anders sein konnten und ähnliches Leid über sich und ihre Familie brachten.

Es ist nicht selbstverständlich, dass jeder, der die Krankheit erkannt hat, sie auch akzeptiert. Im Gegenteil, für viele Suchtkranke ist es schwierig, eine Krankheit zu akzeptieren, die niemand haben will. Deshalb ist dem Schritt von der Krankheitseinsicht zur Krankheitsakzeptanz höchste Bedeutung beizumessen.

Da der Süchtige nach der Entgiftung zunehmend beschwerdefrei ist und nichts mehr von der Krankheit spürt, wird er immer wieder zu der Illusion verleitet, dass sie tatsächlich nicht mehr existiert. Die Entzugserscheinungen sind abgeklungen, die Gier nach dem Suchtmittel ist verschwunden, körperlich erholt er sich zunehmend – also glaubt er gesund zu sein. Nur zu leicht erliegt er dem Irrtum, dass er wieder kontrolliert trinken kann. Er ist wieder in Phase 1, der Phase der Verleugnung, gelandet.

Wenn es um die Krankheitsakzeptanz geht, stelle ich meinen Patienten und Patientinnen immer die Frage, ob sie denn suchtkrank sein wollen. Natürlich wollen sie alle die Krankheit nicht und sagen dann, dass sie nicht suchtkrank sein wollen. Meine provozierende Antwort ist dann immer, dass alle rückfällig werden müssen: Denn wenn ich etwas bin, was ich nicht sein will und von dem ich zudem nichts spüre, weil ich entgiftet bin, muss es früher oder später zu einem Rückfall kommen! Dieses innere Nein zur Suchtkrankheit wird mir keine Ruhe lassen. Nach dem Prinzip »steter Tropfen« höhlt den dicksten Stein, wird diese immerwährende Ablehnung der Suchtkrankheit zu dem Versuch führen, die Krankheit für immer loswerden zu wollen. Der Beweis, dass man nicht krank ist, kann allerdings nur darin bestehen, dass man fähig ist, kontrolliert zu trinken. Nach diesem Muster werden Millionen Suchtkranke eventuell auch nach längeren Abstinenzphasen wieder rückfällig.

Die Frage ist also, wie der Suchkranke zu einem Ja zu seiner Krankheit findet? Es reicht nicht, wenn er sagt: *Ich muss mich damit abfinden*; denn im Innern dominiert: *Aber eigentlich will ich das nicht!* Letztlich bleibt es so bei der Ablehnung und bei dem Nein zur Krankheit.

Bei einem Unfall verlor ein Mann sein rechtes Bein. Plötzlich ist er mit einer Tatsache konfrontiert, die er nicht leugnen kann. Anfangs, als er nach der Operation in seine Bett lag, vergaß er einige Male für Sekunden, dass er nur noch ein Bein hatte. Dann wurde es ihm jedoch um so schmerzlicher wieder bewusst.

Während der Suchtkranke nichts von seiner Krankheit spürt, wenn er abstinent lebt, ist der Verlust eines Beines fortwährend bewusst. Obwohl Leugnen völlig zwecklos ist, ist auch hier wesentlich, ob es gelingt, den Verlust zu akzeptieren. Es gibt Menschen, die sich mit der Amputation eines Körperteils nie abgefunden haben. Sie beklagen fast permanent den Verlust und richten ihre Aufmerksamkeit weniger auf das, was sie trotz allem noch können. Andere arbeiten mit aller ihnen zur Verfügung stehenden Energie daran, ihre Behinderung auszugleichen, denn sie haben zu einem inneren Ja zu ihrer Einschränkung gefunden. Der Phantomschmerz, den Amputierte mitunter spüren, deutet oft auf das Gegenteil hin. Sie haben Schmerzen in einem Körperteil, welcher nicht mehr existiert. Diese Schmerzen fordern dazu auf, das Unabwendbare zu akzeptieren, indem man das Beste aus der Situation macht; Selbstmitleid hilft nicht weiter. Beim Suchtkranken sind es oft die Rückfälle, die auf das eigentliche Problem hinweisen. Aber nicht der Rückfall bringt den Suchtkranken dahin, dass er die Krankheit akzeptiert, sondern nur der Wandel in der Einstellung. Vielfach wird der Mythos verbreitet, dass der Suchtkranke alles verloren haben muss, sozusagen in die Gosse muss, damit er endlich kapitulieren kann. Diese Ansicht ist tausendfach widerlegt. Nicht jeder Suchtkranke muss an den sozialen und körperlichen Rand seiner Existenz geraten, um dauerhaft abstinent bleiben zu können. Aber für die meisten Süchtigen gilt: Sie mussten schon genug erleben, welches Leid sie sich selbst und anderen zufügten, um zu begreifen, wie notwendig es ist, die Waffen zu strecken und den unsinnigen Kampf mit dem Suchtmittel aufgeben. Insofern ist die Frage der Krankheitsakzeptanz auch eine Frage des Verstandes, der Verantwortung und der Vernunft. Trauerarbeit ist unverzichtbarer Bestandteil dieses Prozesses.

In unserer Klinik schlagen wir den Patienten vor, einen Suchtbericht anzufertigen. Dies fällt den meisten zunächst schwer, geht es doch darum, offen alle Ereignisse im Zusammenhang mit der Sucht-krankheit aufzuschreiben. Dazu gehören Zusammenbrüche, Auffäl-ligkeiten im Straßenverkehr, Zerstörung von Gegenständen, Aggres-sion in der Familie, Probleme am Arbeitsplatz, Folgekrankheiten, usw. Es ist notwendig, gerade die Tiefpunkte der Suchtkarriere zu beschreiben, wozu auch das Leid gehört, welches in Beziehungen, Partnerschaften und Familie, etwa mit Kindern, entstanden ist. Dies alles ist Teil der Trauerarbeit, denn jedem fällt es schwer, sich den schmerzhaften Gefühlen zu stellen, die hier unweigerlich auftreten. Zum Trauerprozess gehört die Auseinandersetzung mit dem ganzen Ausmaß der Sucht. Die emotionale Verarbeitung der erlebten Krän-kungen und Demütigungen geschieht nur durch die aktive Konfron-tation. So wie man sich von jemandem, den man verloren hat, ein Bild aufstellt, um es immer wieder anzuschauen, so muss auch der Suchtkranke immer wieder den Schmerz erleben, den das Schicksal ihm zugemutet hat. Angehörige können hier hilfreich sein, wenn es darum geht, das Ausmaß der Suchtkrankheit zu erkennen. Sucht-kranke sollten den Mut haben, sie zu fragen, wie sie die Vergangen-heit erlebten. Manchmal verharmlosen jedoch die Angehörigen das Suchtgeschehen und sind dann wenig hilfreich.

Die Trauerarbeit beginnt damit, dass der Suchtkranke offen über seine Erkrankung redet, ohne sie zu bagatellisieren. Der Ort, wo dies geschehen kann, ist z. B. eine therapeutische Gemeinschaft, eine Therapiegruppe oder eine Selbsthilfegruppe. Wo kann ein Betroffe-ner besser über seinen Schmerz reden als bei Menschen, die sein Schicksal teilen? Suchttherapie ist nur dann erfolgreich, wenn Trau-erarbeit möglich wird. Dazu bedarf es eines verständnisvollen Kli-mas. Immer wieder sollte der Suchtkranke über sich und seine Erleb-nisse berichten und spüren, dass er verstanden wird und dass sein Schmerz ernst genommen wird. In der Trauerarbeit, die in einem Ja mündet, liegt Erleichterung und Erlösung. Die Betroffenen spüren, dass sie zunehmend mit weniger Schmerz über die Ereignisse spre-chen können.

Der Weg, der zur Bewältigung schmerzhafter Ereignisse führt, ist leicht zu erkennen: Es geht darum, aktiv auf die Trauer zuzu-gehen.

Herr J., ein suchtkranker Patient, hat seine Ehe zerstört, seine Kinder vernachlässigt und schließlich auch seinen Vater, der bis zum Schluss zu ihm gehalten hat, sehr verletzt. Während der stationären Therapie setzt er sich mit seiner Vergangenheit auseinander. Er ist voller Scham und Wut auf sich selbst, doch zum ersten Mal versucht er jetzt nicht, sich an der bitteren Wahrheit vorbeizumogeln. Er ist ehrlich bemüht, die eigene Suchtgeschichte realistisch darzustellen.

Während einer Heimfahrt sucht er das Gespräch mit seinem Vater. Er redet darüber, wie sehr er als typisch süchtiger und »nasser« Suchtkranker immer wieder Versprechungen machte, die er nicht einhalten konnte. Nur zu oft hatte er den Vater betrogen, dessen Schnapsflaschen ausgetrunken und mit Wasser oder Tee aufgefüllt. Es fiel ihm sehr schwer, den Vater um Verzeihung zu bitten. Dies war jedoch der Beginn der Verantwortungsübernahme und aktiver Trauerarbeit.

Die Unfähigkeit zu trauern

Ein großes Problem vieler Suchtkranker ist die Unfähigkeit zu trauern. Gerade weil die unangenehmen Gefühle immer wieder mit Suchtmittel betäubt wurden, besteht eine »Trauerblockade«. Es wurde nicht gelernt, über schmerzhafte Gefühle zu reden, und nie erfahren, wie es ist, durch Trauer hindurchzugehen, zu den Unabwendbarkeiten des Lebens Ja zu sagen. Suchtkranke bleiben stecken in Selbstvorwürfen und damit wieder in Selbsthass und Wut. Erlösung ist so jedoch nicht möglich, im Gegenteil. Der Weg in die Rückfälligkeit ist vorgezeichnet. Jemand, der sich permanent in Selbstvorwürfen ergeht, sich selbst abwertet, muss sich schlecht fühlen. Diese Wut auf sich selbst begleitet ihn, wohin er auch geht. Es ist ein dauerhaftes Gefühl der Unzulänglichkeit, welches mehr oder weniger stark ist. Früher oder später kommt dann der Zeitpunkt, wo er diese Selbstquälerei endlich abstellen will, koste es was es wolle. Das scheinbar einzige Mittel, welches sofortige Erleichterung verspricht, ist der Konsum von Alkohol, Medikamenten oder Drogen, teils um Erleichterung zu erleben und/oder zu beweisen, dass man doch nicht suchtkrank ist. Der Hintergrund der allermeisten Rückfälle ist Wut, ohnmächtige Wut auf sich selbst oder andere. Auch diese Wut muss erkannt werden.

Selbst wenn es nicht zum Rückfall kommt, bleiben Selbsthass und Groll zurück. Viele Suchtkranke sind grollsüchtig. Sie haben die Kontrolle über ihren Groll verloren. Sie ärgern sich fast ununterbrochen. Der Teufelskreis besteht dann darin, dass es natürlich frustrierend ist, sich ständig ärgern zu müssen, und auch dies ist wieder Anlass, Groll zu entwickeln. Grollsüchtige suchen und finden immer neue Anlässe, sich zu ärgern; sie reagieren stark auf jede Form von objektiver und vermeintlicher Ungerechtigkeit.

Herr K. hat sich entschieden, die Krankheit nicht mehr zu leugnen und auf jede Verharmlosung, Ausrede oder Bagatellisierung zu verzichten. Zu schmerzhaft war der letzte Rückfall, der ihn schließlich auf die Intensivstation des örtlichen Krankenhauses brachte. Sein Entschluss, endgültig mit dem Trinken aufzuhören, stand zunächst auf schwachen Füßen, da er sich selbst nicht trauen konnte, aber er hatte angefangen, offen über die Ereignisse zu sprechen. Hilfreich waren vor allem die Gespräche, die er mit anderen Betroffenen führte. Die Wut, die Herr K. auf sich selbst hatte, wollte sich zunächst nicht legen. Erleichterung erlebte er, als er über das, was er seiner Partnerin zugemutet hatte, weinen konnte.

Viele Suchtkranke haben eine Trauerblockade. Sie können nicht weinen, sie scheinen keine Tränen zu haben. Ein Grund dafür mag sein, dass alle schmerzhaften Gefühle mit Suchtmitteln betäubt wurden. An Stelle einer tiefen Traurigkeit gibt es nur Wut. Die Trauer will aber entdeckt werden, die Betroffenen müssen lernen, dieses Gefühl zuzulassen. Dies geschieht in kleinen Schritten. Ein wichtiges Hilfsmittel ist die Sprache: Mit ihr werden die schmerzhaften Begebenheiten beschrieben. So kann Trauerarbeit stattfinden.

Besondere Ereignisse, tiefe Kränkungen, Verletzungen, Schicksalsschläge, können die Ursache dafür sein, dass jemand die Entscheidung trifft, nie mehr traurig zu sein. Der Schmerz wird abgespalten, nach dem Motto: *Mir kann niemand mehr wehtun.* Die schmerzhaften Erlebnisse werden nicht verarbeitet, da der Trauerprozess nicht abgeschlossen werden kann. In der Therapie wird versucht, diese Wunden einer erlösenden Trauerarbeit zugänglich zu machen. Die Widerstände dagegen sind mitunter groß, da es den Betroffenen sinnlos erscheint, sich dem alten Schmerz zu stellen. Die Befürchtung, dass durch das »Aufwühlen der alten Verletzungen« alles noch schlimmer wird, ist jedoch unbegründet. Der Weg der Integration und der Heilung führt durch den Schmerz hindurch zu einem bewussten Ja zu allen Dingen. Es gibt letztlich keinen Ort, wo sich ein Mensch vor seinem Schicksal verstecken kann. Je mehr er versucht, dem Schmerz auszuweichen, desto mehr wird er von ihm verfolgt.

Eine effektive Methode, an blockierte Trauergefühle zu gelangen, ist *Körpertherapie*. Es ist bekannt, dass Körper, Seele und Geist eine Einheit bilden. Mit Hilfe von Atemtherapie oder bestimmten Körperübungen werden die bewussten Widerstände unterlaufen und tiefe Trauergefühle freigelegt. Nicht selten sind die Patienten selbst überrascht, wie tief ihre Trauer tatsächlich ist.

Ein realistisches Bild der eigenen Person erarbeiten

Suchtkranke, die abstinent werden, leiden unter Schuldgefühlen. Sie fühlen sich wie Versager und schämen sich ihrer früheren Trinkexzesse. Die Krankheit hat zu vielen Niederlagen und Demütigungen geführt. Das Bild von sich selbst ist bei ihnen meist negativ und oft mit Selbsthass verbunden. Erst wenn die Krankheit allmählich verstanden wird, erkennen die Betroffenen, dass sie wie alle Suchtkranken dem Terror der Sucht ausgeliefert waren und selbst mit größter Anstrengung nichts an dem Zerfall der Persönlichkeit ändern konnten. Alle Tiefpunkte und Niederlagen stehen im Zusammenhang mit der Sucht. Erst Abstinenz machte realistisches Denken und Handeln möglich.

Schuld oder Verantwortung?

Die Schuldgefühle, die Suchtkranke besonders in der ersten Zeit ihrer Abstinenz empfinden, sind als normal anzusehen. Aber ist der Suchtkranke wirklich schuldig? Schuldig macht sich ein Mensch, wenn er mit *Absicht* etwas *Verwerfliches* tut; so ist Schuld definiert.

Die Suchtkrankheit hat niemand mit Absicht herbeigeführt; ebenso ist es unmöglich, den Tag zu bestimmen, an dem man suchtkrank wurde, welches Glas hätte man nicht trinken, welche Tablette nicht nehmen dürfen? Sucht ist in der Regel ein schleichender Prozess. Wenn der Suchtkranke die typischen Symptome der Krankheit wie Entzugserscheinungen, Kontrollverlust, Leistungsabfall usw. spürt, dann ist es schon zu spät; die Krankheit ist bereits ausgebrochen. Alle Versuche, sich dagegen zu wehren, führen nur noch tiefer in die Misere. Aber da der Suchtkranke die Krankheit nicht mit Absicht herbeigeführt hat, kann er auch nicht schuldig sein!

Die Frage der Schuld lässt sich an folgendem Beispiel veranschaulichen:

Ein Mann fährt mit seinem Auto bei Glatteis auf einer abschüssigen Straße. Er gerät ins Schleudern und kollidiert mit einem parkenden PKW; es entsteht ein Sachschaden. Tatsache ist, dass er den Unfall nicht absichtlich herbeiführte. Dies bedeutet aber nicht, dass er für den entstandenen Schaden nicht geradestehen muss. Im Gegenteil – er hat die *Verantwortung* auch für den Schaden, den er unabsichtlich herbeigeführt hat. Er muss für den Schaden aufkommen.

Suchtkranke sind nicht schuld daran, dass sie süchtig wurden, aber sie tragen die Verantwortung für den entstandenen Schaden. Dies bedeutet, dass sie alles wieder gutmachen müssen – eine schwere und umfangreiche Aufgabe. Wer wurde durch die Suchtkrankheit verletzt? Wie sehr haben Angehörige, Partner und Kinder gelitten? Wen muss man um Verzeihung bitten? Welche Schulden bezahlen? Nach dem Motto »Nicht schuldig, aber verantwortlich« lässt sich ein neues Selbstwertgefühl nur dann herstellen, wenn jemand mit den ihm zur Verfügung stehenden Mitteln die Verantwortung für seine Krankheit übernimmt. Dazu gehört auch, zu einem Ja zu der Suchtkrankheit zu finden und sich zur Absicherung der Abstinenz einer Selbsthilfegruppe anzuschließen.

Zum realistischen Bild von der eigenen Persönlichkeit gehört die Akzeptanz, dass die Krankheit zu mir gehört. Realistisch ist, dass man sie nicht verhindern konnte. Größenwahn wäre zu glauben, dass man es hätte verhindern können. Viele Suchtkranke »pflegen«

ihre Schuldgefühle und halten ihre Selbstverurteilung aufrecht. Sie halten die Schuldgefühle (ebenso ihre Scham) förmlich fest. Damit schützen sie sich auch vor der Verantwortungsübernahme. Zur Trauerarbeit gehört demnach, dass Betroffene mit allen, die sie verletzt haben, sprechen und eine realistische Sicht der Dinge erarbeiten; dazu ist Mut erforderlich.

Es ist schmerzhaft, die Realität zu akzeptieren. Misstrauisch machen sollten Äußerungen wie: »Es war noch nicht so schlimm ... Wenn ich sehe, was andere erleben mussten ... manchmal konnte ich das Suchtmittel kontrollieren ...« Nur allzu oft verbirgt sich hinter diesen Aussagen Scham. Bei einer ehrlichen Bilanz geben die Betroffenen zu, dass es schlimm genug war und dass es keinen Grund geben kann, irgendetwas zu beschönigen.

Individuelle Schwächen wollen erkannt und akzeptiert werden. Dies allein genügt jedoch nicht. Vor allem ist es für eine stabile Persönlichkeit wichtig, die eigenen Stärken und Vorzüge zu sehen. Jeder hat Talente und Kräfte, die er entfalten und sinnvoll nutzen kann. Wird der Blick zu stark auf Nachteile und Unfähigkeiten gelenkt, entsteht ein unrealistisches negatives Bild mit der Folge, dass eher depressive Gefühle entstehen. Die Kunst besteht darin, die Persönlichkeit realistisch zu sehen, den eigenen Wert anzunehmen und seine Stärken wertzuschätzen. Jeder Mensch ist unendlich wertvoll und liebenswürdig, trotz seiner Fehler und Schwächen. Erst aus diesem Blickwinkel können Schwächen angenommen und bearbeitet werden.

Das Bild von der eigenen Person ist auch dann unrealistisch, wenn die eigenen Fähigkeiten überschätzt werden. Bei verschiedenen Suchtkranken ist zu beobachten, dass sie in narzisstischer Selbstverliebtheit unrealistische Erwartungen an sich selbst und andere hatten und eventuell noch haben. Die Folge sind dann Enttäuschungen, die sie mitunter nicht ohne Rückfälligkeit überstehen.

Wie wird Trauerarbeit beendet?

Verena Kast ist der Ansicht, dass man die Trauer schließlich opfern muss. Dabei hat sie vor allem Trauernde im Blick, die wegen des Verlusts eines Angehörigen in tiefer Verzweiflung sind und bleiben. Sie wollen die Trauer nicht loslassen. Innerlich bleiben sie bei einem Nein: es hätte nicht passieren dürfen, sie wollen sich mit dem Unabwendbaren nicht abfinden. So wie es verkehrt ist, dem Schmerz des Verlusts auszuweichen, ist das Festhalten der Trauer auch problematisch.

Wer sich dem Schmerz des Verlusts gestellt hat, kann sich wieder dem Leben zuwenden. Es ist seine Verantwortung, mit der neuen Situation realistisch umzugehen und Konsequenzen aus dem Geschehenen zu ziehen. Die Suchtkrankheit will in das eigene Leben integriert werden; unabweisbar gehört sie zum persönlichen Schicksal. Jedes Symptom ist ein Hinweis auf eine tiefer liegende Störung.

4. Auferstehung

Das zentrale Bild des Christentums ist die Auferstehung. Gottes Sohn ist von den Toten auferstanden. Auch der Süchtige muss quasi von den Toten auferstehen und neu geboren werden. Dies bedeutet, ein neues Leben zu beginnen; das alte ist gescheitert. Wie ist das möglich?

Die Suchtkrankheit ist nur zu integrieren, wenn sie verstanden wurde. Welche Lebensumstände haben die Sucht verursacht? Welche emotionalen Schwierigkeiten wurden mit dem Suchtmittel bekämpft? In der Regel sind dies die Fragen, die in der Psychotherapie gestellt werden. Um die Suchtkrankheit zu verstehen, ist es erforderlich, die eigene Biografie zu bearbeiten.

Oft weiß der Suchtkranke, welche Probleme ihn zum Suchtmittel brachten. Dies ist dann der Fall, wenn dramatische Ereignisse den Missbrauch von Alkohol oder anderer Suchtmittel verursachten. Mitunter weiß der Suchtkranke aber auch nicht, wie und warum er süchtig wurde. Wie ein dunkler Schatten liegt ein Schleier über seinem Leben. Da er zunächst keine Hintergründe erkennen kann, glaubt er, dass es keine gebe. Einfach aus Gewohnheit habe er so viel Alkohol getrunken oder weil es ihm geschmeckt habe. Mitunter fehlt auch die Bereitschaft, das Leben kritisch zu hinterfragen und nach den Hintergründen zu suchen. Suchtkrank zu sein ist allein schon eine Zumutung, jetzt auch noch nach eigenen Unzulänglichkeiten forschen? In diesem Buch finden sich zahlreiche Hinweise, die bei der Ursachenforschung weiterhelfen (siehe hierzu besonders das Kapitel »Sucht und Persönlichkeitsstruktur, S. 75 ff.«).

Wie ist es möglich, ein neues Leben zu beginnen? Ein Leben, das die Suchtkrankheit integriert und nicht mehr verleugnen muss? Die Suchtkrankheit ist ein Symptom, welches auf tiefer liegende Probleme aufmerksam machen will. Es geht immer um einen Mangel an Liebesfähigkeit, Unabhängigkeit oder Lebenszufriedenheit. Das Symptom fordert dazu auf, sich zu verändern, in Richtung einer wirklichen Selbstliebe, größeren Zufriedenheit und verbesserten Beziehungsfähigkeit. So paradox es auch erscheint, die Suchtkrankheit will den Betroffenen glücklicher machen! Sehr deutlich bringt sie zum Ausdruck, dass der bisherige Weg falsch war. Daher ist es ratsam, sein Leben gründlich zu überprüfen. Einen radikaler Wandel ist erforderlich. Wer sich vor notwendigen Veränderungen drückt, den holt das Symptom voraussichtlich wieder ein. Die Seele lässt sich nicht betrügen.

Herr I. erkannte in der Therapie, dass er ein völlig abhängiges Selbstwertgefühl hatte. Er war der Anerkennung von außen hinterhergejagt. Dem überhöhten Anspruch an sich selbst konnte er nie genügen. Deshalb »ertränkte« er sein mangelndes Selbstwertgefühl in Alkohol.

Frau U. hatte Angst vor Nähe. Dieses Problem ließ sie isoliert und einsam bleiben. Sie nahm Beruhigungsmittel, um die Einsamkeit nicht mehr zu spüren.

Herr K. hatte sich von seiner dominanten Mutter nicht gelöst. Er ließ es zu, dass sie viel zu starken Einfluss auf sein Leben nahm. Er konsumierte Alkohol, um sich frei und unabhängig zu fühlen.

Der Weg ist das Ziel, so heißt es; denn niemand wird in diesem Leben wirklich mit der Arbeit an seiner Persönlichkeit fertig. Aber man ist »anders unterwegs«, wenn es darum geht, aus dieser Krankheit die Konsequenzen zu ziehen. Dieses Unterwegssein ist bereits eine Antwort. Vielfach lassen sich Veränderungen nur in kleinen Schritten erreichen. Wir brauchen mit uns und anderen Geduld und Zeit für Reifung und Entwicklung.

Zusammenfassung

Werfen wir abschließend einen Blick auf den Prozess der Krankheitsbewältigung, so wird offensichtlich, dass viele Suchtkranke nicht alle vier Phasen durchlaufen. Sie bleiben sozusagen in den Phasen eins und zwei stecken – sie »drehen« sich in Verleugnung und Wut um sich selbst, wie durch die beiden Pfeile in Abbildung 1 angedeutet. Nachdem sie sich eine Zeit lang in Verzweiflung, Wut und Selbsthass befanden, geraten sie wieder in Phase eins. Sie verleugnen ihre Krankheit oder werden aus anderen Gründen rückfällig. Es ist nicht gelungen, die Krankheit tiefer zu betrauern und als Bestandteil des eigenen Lebens zu verstehen und zu integrieren, das heißt, sie schaffen es nicht, zu den Phasen 3 und 4 zu gelangen. Damit haben sie auch keine Chance, aus dem Leid der Vergangenheit Nutzen zu ziehen.

1. Verleugnung

2. Verzweiflung, Wut, Selbsthass

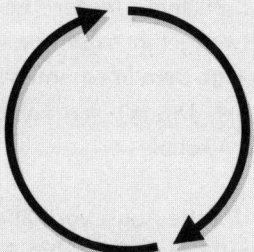

3. Trauerarbeit und Verantwortungsübernahme

4. Auferstehung

Abb. 1: Phasen des Genesungsprozesses

Bei der therapeutischen Bearbeitung von Rückfällen wurde oft deutlich, dass der Ärger darüber, suchtkrank zu sein, das Selbstbild ständig beeinträchtigte. Wie ein dunkler Schatten, der sich nicht abschütteln ließ, folgte er dem Betroffenen, wohin er sich auch wandte. Wut auf sich selbst und Schuldgefühle sind auf Dauer eine Gefahr für die Abstinenz, daher ist es notwendig, diese Gefühle zu überwinden und loszulassen.

Anderen Suchtkranken gelingt es zwar, die Krankheit zu betrauern, sie sind aber nicht in der Lage, diese Trauer zu beenden. Sie hören nicht auf, darüber zu klagen, was sie alles erleben mussten. Auch bei ihnen bleibt ein inneres Nein bestehen: *Nein, es hätte nicht passieren dürfen, nein, das Schicksal hätte nicht so grausam mit mir sein dürfen, nein, ich will nicht akzeptieren, was ich mit meiner Sucht zerstören musste ...* Die Gefahr besteht auch jetzt noch, dass sie sich wieder in Phase eins begeben, die Krankheit leugnen wollen und rückfällig werden.

Irgendwann gilt es den Entschluss zu fassen, die Trauer, nachdem sie durchlebt wurde, loszulassen und ein neues Leben zu beginnen. Zufriedene Nüchternheit kann erreicht werden, wenn man zu einem Ja findet zu allem, was geschehen ist, und wenn man den Mut hat, für den entstandenen Schaden die Verantwortung zu übernehmen.

Auferstehung bedeutet, ein neues Leben zu beginnen, lebendig zu werden, sich selbst lieben zu lernen, beziehungsfähig und liebesfähig zu werden. Es gilt, die Augen dafür zu öffnen, welche Botschaft die Suchtkrankheit vermitteln will.

Co-Abhängigkeit

In diesem Abschnitt wird die Rolle der Angehörigen beleuchtet. Das Problem der Co-Abhängigkeit wurde in der Vergangenheit bei weitem unterschätzt. Jeder Suchtkranke sollte dieses Krankheitsbild kennen. Viele Menschen wissen nicht, dass sie co-abhängig sind. Es wird deutlich werden, dass es viele Parallelen zwischen der Suchtkrankheit und der Co-Abhängigkeit gibt. Auch die Behandlung erfolgt nach ähnlichen Grundsätzen.

Angehörige von Suchtkranken werden, ob sie wollen oder nicht, in eine Co-Abhängigkeit hineingezogen. Im Folgenden wird untersucht, wie es zu dieser Krankheit kommt und wie man zur Lösung dieser existenziellen Problematik gelangen kann.

Um diese Krankheit besser zu verstehen, werden wir uns in die Rolle eines Menschen hineinfühlen, der als Partner, Elternteil oder Kind an der Seite eines Suchtkranken leben muss: Wenn jemand beispielsweise zu viel Alkohol trinkt, dann löst dies im Gegenüber verschiedene negative Gefühle aus. Wird auch noch deutlich, dass der Partner zunehmend dem Suchtmittel verfällt, verstärken sich diese Gefühle. Dabei ist es natürlich, dass starke Wut- und Ärgergefühle entstehen und entsprechend Vorwürfe gemacht werden, was dann wiederum mit Streit einhergeht. Vor allem wird der Angehörige jedoch Angst bekommen: Angst, dass der Arbeitsplatz verloren geht, dass Verkehrsdelikte begangen werden, dass die Nachbarn reden, dass die Gesundheit Schaden nimmt, dass die Kinder unter dem unberechenbaren Partner leiden usw.

Eine natürliche Reaktion des Angehörigen ist sein Bemühen, die immer größer werdende Unsicherheit in der Familie auszugleichen. Er wird versuchen, dem Suchtkranken zu helfen. Er wird ihn etwa beim Arbeitgeber entschuldigen, bei Freunden, Verwandten und Bekannten sein Fehlverhalten decken usw. Der Co-Abhängige wird versuchen, den Süchtigen mit moralischen Vorhaltungen zu bessern. Er reagiert mit Liebesentzug, verweigert Sex, schüttet z. B. den Alkohol weg oder versteckt ihn, kontrolliert und steuert die finanziellen Mittel … Die Maßnahmen, den süchtigen Partner vom Alkohol oder anderen Suchtmitteln fernzuhalten, sind meist ebenso erfinderisch wie die des Süchtigen, trotz aller Kontrolle an Suchtmittel zu kommen. Co-Abhängige bitten und betteln, schimpfen und toben, weinen und klagen, verlassen den Süchtigen und kehren wieder zu ihm zurück, versuchen ihn zu besänftigen und ihn mit Liebe zu heilen. All diese Maßnahmen führen aber nicht zu einer Verbesserung, sondern letztlich nur zu einer Verschlimmerung der Suchtkrankheit. Der Suchtkranke reagiert trotzig auf jede Form von emotionalem Druck und hat hier lediglich einen weiteren Grund gefunden, Suchtmittel zu konsumieren.

Helfen – ein »Beruhigungsmittel«

Zum Verständnis der Co-Abhängigkeit ist es erforderlich, das gesamte Verhalten des Angehörigen als Versuch zu verstehen, dem Suchtkranken zu helfen. Auch wenn diese Maßnahmen Vorwürfe, Ablehnung, Aggression, Kontaktabbruch usw. beinhalten, haben sie nur ein Ziel: den Süchtigen zu bessern. Doch dies ist nicht möglich, weil Sucht immer stärker ist als jede Beziehung. Sucht ist eine Krankheit. Der Angehörige will nicht nur dem Suchtkranken helfen, sondern auch sich selbst. Sein Leben wird immer unsicherer; er läuft Gefahr, mit in den Sog zu geraten, und dies ist ja auch tatsächlich der Fall: Eventuell wachsen die Schulden; die soziale Sicherheit ist durch Arbeitslosigkeit oder auch Konflikte mit den Ordnungsbehörden, etwa wegen begangener Verkehrsdelikte, bedroht. Zunehmend gerät der Co-Abhängige in die Rolle, alles allein aufrechtzuerhalten. Er gerät in den Zwang, helfen zu müssen. Helfen wird sein Mittel, sich gegen zunehmende Angst und Unsicherheit zu wehren. Während der Süchtige gegen seine Probleme Alkohol bzw. andere Suchtmittel einsetzt, setzt der Co-Abhängige seine Hilfsbereitschaft ein. Er versucht, Sicherheit für sich und andere auf die Weise herzustellen, dass er perfekt funktioniert und insgesamt die Verantwortung übernimmt. Doch ebenso wie Alkohol als Problemlöser völlig untauglich ist, muss dies auch für das Helfen des Co-Abhängigen behauptet werden. Es verschafft dem Suchtkranken die notwendige Basis, um sein Suchtverhalten fortsetzen zu können. Demzufolge verstärkt dieses Helferverhalten das Suchtverhalten und bewirkt genau das Gegenteil von dem, was erreicht werden soll. Der Teufelskreis ist jetzt leicht zu erkennen. So wie der Süchtige, um seine Entzugserscheinungen abzumildern, immer größere Mengen des Suchtmittels benötigt, muss der Co-Abhängige immer mehr »Helfen« einsetzen, um Sicherheit herzustellen. Genau wie der Süchtige die Kontrolle über seinen Suchtmittelkonsum verliert und »Kontrollverlust« das zentrale Merkmal seiner Krankheit ist, ist der *Zwang zum Helfen (Kontrollverlust)* oder *die Unfähigkeit, mit dem Helfen aufzuhören*, das zentrale Merkmal der Co-Abhängigkeit. In diesem Sinne wird der Co-Abhängige ebenfalls suchtkrank. Auch er befindet sich in einem extrem destruktiven Teufelskreis, den er allein nicht zu durchbrechen vermag.

Während der Familienseminare, die ich regelmäßig mit den Angehörigen Suchtkranker durchführe, ist eine meiner ersten Fragen: »Wie viele Stunden des Tages haben Sie an Ihren suchtkranken Partner gedacht?« Nach unterschiedlich langem Zögern kommen dann meist Antworten wie: »Ungefähr dreizehn, vierzehn, manchmal sechzehn Stunden, eigentlich solange ich wach war. Mein ganzes Denken drehte sich nur darum, welche Katastrophe als Nächstes passieren würde. Ich lebte in ständiger Angst, konnte oft nicht schlafen und fühlte mich völlig ausgelaugt.«

Die emotionale Ausbeutung, die Co-Abhängige erleben, ist nicht selten äußerst brutal. Sie werden beschimpft, misshandelt, materiell ruiniert, schikaniert und gequält. Selbstverständlich leidet ihre Persönlichkeit unter dem Terror des Suchtkranken. Der psychische Apparat ist einer Dauerüberforderung ausgesetzt, und trotzdem ist der Co-Abhängige nicht in der Lage, die Beziehung zu beenden.[3]

Immer dann, wenn der Süchtige spürt, dass das Maß voll ist und der Co-Abhängige endlich bereit ist, etwas Entscheidendes zu tun, beispielsweise den Partner zu verlassen oder die Scheidung einzureichen, strengt der Suchtkranke sich enorm an und gibt sein Suchtverhalten zumindest für eine Zeit auf. Alle in der Familie schöpfen nun wieder Hoffnung, der Co-Abhängige ist erleichtert; denn endlich scheinen seine Bemühungen und sein gesamtes Helferverhalten sich auszuzahlen. Während dieser Phase wirkt der Betroffene einsichtig, er zeigt Reue. Allmählich beginnt der Co-Abhängige, sich auch emotional wieder auf ihn einzulassen. Er möchte dem »Gestrauchelten« wieder vertrauen und verzeihen. Seine Sehnsucht nach einer intakten Beziehung zu ihm ist groß, und so lässt er sich beispielsweise auch wieder auf sexuelle Kontakte ein. Oder ein erwachsenes Kind will doch wieder den Kontakt zu dem suchtkranken Elternteil aufnehmen. Sobald der Süchtige jedoch die Zuwendung des Angehörigen spürt, er sich der Beziehung wieder sicher ist, steigert er sein Suchtverhalten erneut. Er muss quasi alles nachholen, da sich inzwischen ein enormer Suchtdruck angestaut hat. Nach der Phase eines relativ geringen Suchtmittelkonsums kommt meist der dramatische »Absturz«. Wieder ist der Angehörige enttäuscht, da seine Hoffnung zunichte gemacht, seine Zuneigung verraten wurde. Sein eigenes Ich, seine Persönlichkeit zerbricht immer mehr. Viele Angehörige werden dann bitter und hart. Sie haben sich von ihren »weichen« Gefühlen getrennt und damit ihre Liebesfähigkeit mehr oder weniger verloren.

Häufig richten Angehörige ihre ohnmächtige Wut gegen sich selbst, weil sie sich das Verhalten des Suchtkranken bieten lassen. Sie verlieren ihre Selbstachtung. Manche werden fatalistisch und beginnen, sich selbst zu vernachlässigen. Andere greifen zu Suchtmitteln und werden ebenfalls süchtig. Die dauernde Belastung führt unweigerlich zu emotionalen Störungen wie verstärkter Angst, Panikanfällen, Depression usw. Körperliche Symptome wie Migräne, Bandscheibenbeschwerden, Herzerkrankungen, Magenbeschwerden sind typische Reaktionen auf diese Dauerüberforderung. Millionen Co-Abhängige suchen Ärzte und Fachärzte auf, um Linderung für ihre psychosomatischen Beschwerden zu erlangen. Selten wird die wahre Ursache für die vielfältigen Leiden gefunden. Aus Scham verheimlichen die Co-Abhängigen ihre Sorgen und Belastungen. Wirkliche Hilfe ist dann nicht in möglich.

Es ist entlastend für den Co-Abhängigen, wenn ihm ein Lebensbereich erhalten bleibt, der von dem Süchtigen relativ getrennt ist. Der Beruf kann eine vergleichbar ruhige Insel sein, die positive Aspekte vermittelt und emotionalen Halt gibt. Die Hinwendung zu den Kindern, die dann leicht eine typische Partnerersatzrolle einnehmen, ist ebenfalls haltgebend. Wie problematisch allerdings diese Partnerersatzrolle für die Persönlichkeitsentwicklung ist, wird häufig übersehen.[4]

Menschen, die nur die Sorge um den Süchtigen haben und sonst nichts mehr, was ihnen Halt geben könnte, befinden sich in einer extrem schwierigen Lage. Dies wird der Süchtige intuitiv wahrnehmen und auf brutale Weise ausnutzen müssen. Im weiter fortgeschrittenen Stadium gehört zur Suchtkrankheit häufig eine deutliche Verrohung und ein moralischer Verfall: Dem Süchtigen werden das Leid und die Gefühle anderer völlig gleichgültig. Eventuell gerät der Co-Abhängige in eine regelrechte Hörigkeit: sein Wille ist völlig gebrochen und er befolgt sklavisch alle Befehle des Süchtigen. Diese Selbstaufgabe birgt dramatische Folgen für die Persönlichkeit. Selbstvernachlässigung, z. B. im Bereich der Körperpflege, Ausweichen vor jeglichen Konflikten sowie emotionale und soziale Verwahrlosung sind die Folge.

Angehörige, die dem Süchtigen immer mehr Verantwortung abgenommen haben, entwickeln in aller Regel starke Schuldgefühle, weil es ihnen nicht gelingt, die Sucht unter Kontrolle zu bringen. Sie leiden unter starken Ängsten, dem Süchtigen könnte etwas passieren, und die Verantwortung dafür läge bei ihnen.

Oft waren schon die Eltern oder andere Familienmitglieder von Co-Abhängigen suchtkrank. Schon kleine Kinder können co-abhängig werden. Da sie die Eltern nicht retten konnten, versuchen sie später, suchtkranke Partner zu retten. Bei der Bearbeitung der Biografie vieler Suchtkranker wird deutlich, dass die erste Abhängigkeit die Co-Abhängigkeit war. Von da aus entwickelte sich ihre eigene Suchterkrankung.

Die Behandlung der Co-Abhängigkeit

Die Behandlung der Co-Abhängigkeit ist meist schwierig. Während für Suchtkranke aufwendige ambulante und stationäre Hilfs- und Therapiemöglichkeiten vorhanden sind, ist dies für Co-Abhängige längst nicht der Fall. Dabei benötigen sie ähnlich intensive und längerfristige Maßnahmen sowie Psychotherapie. Die Schwierigkeit besteht zu Beginn zunächst darin, Co-Abhängigen zu einer realistischen Einschätzung ihrer Situation zu verhelfen. Ihr Blickwinkel richtet sich immer wieder nur darauf, dass der Süchtige Hilfe braucht. Wenn er mit dem Suchtmittelkonsum aufhört, sind alle Probleme verschwunden – so die irrige Annahme. Co-Abhängige glauben zunächst nicht, dass sie selbst hilfsbedürftig sind.

Die Behandlung der Co-Abhängigkeit kann nach ähnlichen Gesichtspunkten erfolgen wie bei der Suchtkrankheit. Der erste Schritt ist immer Aufklärung: über die Suchtkrankheit und über die Co-Abhängigkeit. Auch der Co-Abhängige muss krankheitseinsichtig werden und erkennen, dass er unfähig ist, mit dem Helfen aufzuhören. Damit Suchtkranke überhaupt fähig werden, den Suchtmittelkonsum zu beenden, ist meist eine stationäre Entgiftungsbehandlung erforderlich. Mit Hilfe von Medikamenten (z. B. Distraneurin) werden die Entzugserscheinungen gedämpft. Auch der Co-Abhängige muss in gewissem Sinne abstinent werden – abstinent von seinem Helferverhalten. Dies ist mit großer Angst verbunden. Erst wenn der Suchtkranke sich endlich in einer stationären Entwöhnungsbehandlung befindet, kann der Co-Abhängige sich entlastet fühlen, weil er nicht mehr verantwortlich ist.

Das co-abhängige Muster seines Verhaltens hat sich tief in seine Persönlichkeit »eingegraben«. Es ist zu einem Bestandteil seines Denkens und Fühlens geworden. Auch wenn der Süchtige längst abstinent lebt, bleibt beim Co-Abhängigen die (sehr verständliche) Angst vor einem Rückfall. Auch jetzt ist der Co-Abhängige in einer äußerst schwierigen Situation. Kann er dem Suchtkranken trauen? Bildlich ausgedrückt ist dies so, als steige er als Beifahrer zu jemandem ins Auto, der zuvor immer gegen einen Baum gefahren ist. Er ist ausgeliefert und darauf angewiesen, dass dies nicht mehr passiert. Würde er selbst das Steuer in der Hand halten, wäre seine Angst gering. So ist die Tendenz der Co-Abhängigen, das Lenkrad für den Süchtigen weiterhin selbst in der Hand halten zu wollen, verständlich. Die Angst vor der Rückfälligkeit verursacht das starke Bedürfnis, den Süchtigen zu kontrollieren. Meist führt aber genau diese Kontrolle zu den befürchteten Suchtmittelrückfall, der durch eine Trotzreaktion ausgelöst wird. (»Wenn du mir sowieso nicht vertraust, kann ich ja gleich wieder trinken!«)

Die Behandlung der Co-Abhängigkeit bezieht sich auf drei Problembereiche, die eng miteinander verbunden sind:

1. Den Süchtigen loslassen

Das erste Problem, welches sich dem Co-Abhängigen stellt, ist die Notwendigkeit, den Süchtigen »loszulassen«. Dies gilt besonders, wenn der Süchtige den Suchtmittelkonsum nicht einstellt. Um dies zu erreichen, ist es oft notwendig, dass der Co-Abhängige den Süchtigen verlässt.[5] Dies wird ihm ohne Unterstützung, etwa durch eine Selbsthilfegruppe oder Suchtberatungsstelle, meist nicht gelingen. Loslassen bedeutet auch, dem Süchtigen nicht mehr zu helfen, sondern ihm die Verantwortung für sein Leben selbst zu überlassen.

2. Das Trauma der Co-Abhängigkeit bearbeiten (Trauerarbeit)

Die Sucht hat bei dem Co-Abhängigen tiefe Wunden geschlagen, die heilen wollen. Er hat durch den Terror der Krankheit eine Persönlichkeitsveränderung erfahren. Unweigerlich hat seine Liebesfähigkeit Schaden genommen, er ist bitter und hart oder ängstlich, unsicher und krank geworden. Dies will verstanden und betrauert werden.

Ein entscheidender Schritt ist, sich selbst zu verzeihen, co-abhängig geworden zu sein. Auch der Co-Abhängige übernimmt die Verantwortung für seine Störung, indem er aufhört, nach Schuldigen für sein Verhalten zu suchen. Dieser Prozess dauert meist längere Zeit. Schließlich muss er auch dem Süchtigen, der letztlich die eigene Krankheit sowie die Co-Abhängigkeit ungewollt verursachte, verzeihen.

3. Die Hintergründe der Co-Abhängigkeit verstehen und sie bearbeiten

So wie die Suchtkrankheit niemals zufällig entsteht, muss dies auch für Co-Abhängigkeit angenommen werden. Die Wurzeln der Co-Abhängigkeit reichen meist bis in die Kindheit zurück. Die Helferrolle hat sich meist früh entwickelt. Oft war ein Mitglied der Herkunftsfamilie suchtkrank – Vater oder Mutter, den/die man nicht retten konnte. Jetzt hat man einen Partner gefunden, den man stellvertretend retten will. Eltern von suchtkranken Kindern erkennen bei der Bearbeitung der Hintergründe eventuell, dass sie »ihr Kind« viel zu sehr behüteten und verwöhnten. Oder aber sie realisieren, dass sie ihrem Kind nicht genügend Liebe schenken konnten, weil sie nicht fähig waren, selbst zu lieben. Für sie ist es von Bedeutung, die eigenen Defizite zu verstehen und psychotherapeutisch zu bearbeiten.

Suchtkrankheit und Co-Abhängigkeit sind äußerst schmerzhafte Hinweise der Seele, dass ein Nachreifungsprozess dringend erforderlich ist. Daraus können sich lebenslange Lernaufgaben ergeben, mit dem lohnenden Ziel, zu einer größeren Beziehungsfähigkeit, Liebesfähigkeit und mehr Glück zu gelangen. Das folgende Kapitel ist daher auch für Co-Abhängige von Bedeutung.

Suchtkrankheit, eine Sinnkrankheit

In der chronischen Phase der Suchterkrankung wird das Leben immer sinnloser. Alles dreht sich nur noch um die Beschaffung von

Suchtmitteln und darum, irgendwie zu überleben. Das Leben wird immer inhaltsloser und leerer – ein Zustand absoluter Resignation. Hoffnungs- und Perspektivlosigkeit erleben auch die Angehörigen. Symptome spiegeln nicht selten überdeutlich das eigentliche Problem, denn Suchtkrankheit ist eine typische Sinnkrankheit. Einen Mangel an Sinn gab es in der Regel schon vor dem Ausbruch der Sucht.

Die Sinnfrage ist für jeden Menschen ein zentrales Thema, für Suchtkranke ist sie jedoch von höchster Bedeutung. Eine typische Falle ist im folgenden durchaus verständlichen Verhalten zu erkennen.

Rückfälligkeit nach zwei Jahren

Ungefähr zwei Jahre brauchen viele Suchtkranke, um sich aus dem Scherbenhaufen, den sie in der »nassen« Zeit verursacht haben, herauszuarbeiten. Alles, was durch die Suchtkrankheit verloren ging – Arbeitsstelle, Wohnung, Auto, eine funktionierende Partnerschaft – muss nun zurückgewonnen werden. Viele Süchtige arbeiten mit viel Energie an diesen Zielen. Wenn die gesteckten Ziele dann erreicht wurden, erleben viele plötzlich Leere, Langeweile, Sinnlosigkeit. Wer auf ein Ziel zusteuert, erlebt dies als sinnvoll; kein Ziel mehr zu haben ist dagegen belastend und führt zu Unzufriedenheit, Unbehagen, Stimmungsschwankungen und Unlust. Die Gefahr, das Erreichte wieder zu zerstören, ist groß, wie sich in vielen Lebensläufen zeigt, z. B. in Aussagen wie: *Als ich alles wieder hatte, trank ich wieder; ich habe jetzt schon Angst davor, was passiert, wenn es mir wieder gut geht; ich weiß auch nicht, warum ich immer alles zerstören muss, was ich aufgebaut habe …* Offensichtlich ist es diesem Betroffenen nicht gelungen, eine zufriedene Abstinenz zu erreichen.

Rückblickend ist zu erkennen, dass diese Suchtkranken keinen Sinn in ihrem Leben fanden, außer in der Aufgabe, den angerichteten Schaden mit aller Macht wieder gutzumachen. Doch offensichtlich reicht dies nicht aus.

Der Mensch ist zum Sinn verpflichtet

Die meisten Menschen in unserer Leistungsgesellschaft funktionieren wie die »Hamster im Laufrad«. Sie stehen morgens auf, gehen zur Arbeit, setzen sich abends vor ein Fernsehgerät und legen sich schließlich schlafen, in dem Bewusstsein, dass der nächste Tag ähnlich verlaufen wird. Niemand wurde gefragt, ob er überhaupt leben will; trotzdem ist er in der Pflicht, ein eigenverantwortliches Leben zu führen. Die Suchtkrankheit zwingt zu einer gründlichen Bilanzierung des bisherigen Lebens:

- Wofür habe ich bisher gelebt?
- Was habe ich richtig gemacht?
- Welche Umstände, Ereignisse, Probleme haben mich in die Suchtkrankheit geführt?
- Welche Verhaltensweisen lassen mich immer wieder scheitern?
- Welche Beziehungen sind Gift für mich?
- Welche Ziele habe ich bisher verfolgt?
- Wo stehe ich jetzt?

Die Bestandsaufnahme ist die Basis für eine neue Lebensplanung. Sie sollte schonungslos und ehrlich erfolgen. Eine realistische Einschätzung der eigenen Situation ist eine notwendige Basis für ein »neues Leben«. Der Blick in die Vergangenheit und auf die momentane Situation kann sehr schmerzhaft sein; hier ist die oben beschrieben Trauerarbeit erforderlich (vgl. S. 16 ff.).

Die Frage: »*Wo will ich hin?*« stellt sich neu. Abstinenz allein ergibt keinen Sinn, sondern es geht darum, wie das abstinente Leben gestaltet werden soll. Wofür will ich leben? Wofür lohnt es sich zu leben?

Wenn man sich diese Fragen ernsthaft stellt, dann werden nicht selten merkwürdige Dinge offensichtlich: *Ein Leben für einen Fußballverein, für eine Automarke, für Konsum, für Reisen, für Kleidung usw. – reicht das?* In einer Konsumgesellschaft wird allen Mitgliedern suggeriert, ihr Lebenssinn bestehe allein darin, das Bruttosozialprodukt zu steigern, also möglichst viel zu kaufen und zu konsumieren.

Visionen

Ein neues Leben fängt mit Träumen und Visionen an. Was würde ich am liebsten machen? Woran hängt mein Herz? Vielleicht sind die Vorstellungen zunächst unrealistisch, vielleicht traut man sich nicht, die Dinge zu beschreiben und zu benennen. Den Sinn im Leben findet nur, wer seine Seele befragt. Hier ist die Quelle für Begeisterung und Motivation. Erst wenn das Herz dabei ist, findet man die Kraft für seine Vorhaben.

Eine zentrale Frage ist die nach den Begabungen: Welche Fähigkeiten lassen sich entwickeln oder ausbauen? Was ist realistisch, was unmöglich und unerreichbar? Früher war die Rede von der *Berufung*. Jemand hatte verstanden – oder glaubte verstanden zu haben – welche Aufgabe er in seinem Leben hat. Lebensglück hängt eng damit zusammen, dass man das Richtige tut. Die Frage lautet also: *Was ist das Richtige für mich?*

Um die Sinnfrage zu beantworten, ist es notwendig, sich von seinen Eltern gelöst zu haben. Nicht selten ist die Suchtkrankheit (Abhängigkeitserkrankung) ein Hinweis darauf, dass dies noch nicht in ausreichendem Maße stattgefunden hat (siehe hierzu auch das Kapitel über den Autonomie-Abhängigkeitskonflikt, S. 102 ff.). Wer sich nicht gelöst hat, lebt vielleicht zu sehr nach den Erwartungen der Eltern, oder er scheitert, weil er nicht erkennen kann, was er wirklich will.

Was gibt dem Leben Tiefe und Wert?

Viele Suchtkranke haben erkannt, dass es durchaus sinnvoll ist, sich seiner sozialen Verantwortung bewusst zu werden. Sie lassen sich zu Suchtkrankenhelfern ausbilden oder arbeiten ehrenamtlich auf Entgiftungsstationen mit, indem sie »Anfängern« zeigen, dass ein Weg in eine abstinente Zukunft möglich ist. Die Begeisterung für eine gute Sache wie die aktive Mitarbeit in einer Selbsthilfegruppe macht Sinn. Das Betätigungsfeld ist ungeheuer groß. Hier kommt es auf jeden Einzelnen an, und für jeden geht es darum, sich des eigenen Werts bewusst zu sein und zu verstehen, dass auch kleine Beiträge bedeutsam sind.

Bei den meisten Suchtkranken war es ein Mangel an Selbstliebe, der in die Suchtkrankheit führte. Es macht daher Sinn, in der Fähigkeit, sich selbst zu lieben, zu wachsen.[6] Was ist sinnvoller, als die eigene Liebesfähigkeit zu entfalten? Wodurch war diese verschüttet? Und wie kann sie entfaltet werden? Die Arbeit an sich selbst ist ein lebenslanger Prozess. Die Entfaltung der Selbstliebe ist die Voraussetzung dafür, andere überhaupt lieben zu können.

Die »spirituelle Geburt«

Die vierte Geburt, so heißt es, ist die »spirituelle Geburt«. Damit ist gemeint, dass ein Mensch nicht nur körperlich geboren wird. Das kleine Kind entdeckt sein eigenes Ich, die Persönlichkeit wird geboren. Genauso wie es bei jeder Geburt Komplikationen geben kann, vollzieht sich die Entwicklung der Persönlichkeit nicht immer ohne Schwierigkeiten. Wie wird einem kleinen Wesen geholfen, seine Position in dieser Welt zu finden? Welche Anlagen bringt es mit, wie willkommen ist es in der Familie? Die nächste entscheidende Hürde ist die Ablösung von den Eltern: die Geburt der erwachsenen Persönlichkeit. Bei den Naturvölkern geschieht dies mit Hilfe eines Initiationsrituals. Da werden einem Jungen, der an einen Pfahl gebunden ist, Messer und Pfeile knapp am Kopf vorbeigeschossen. Das Kind soll getötet werden, damit der erwachsene Mann leben kann. In anderen Regionen ziehen Jugendliche allein durch die Einöde und erwarten einen Traum, der ihr Leben bestimmen soll. In der westlichen Kultur fehlen diese wertvollen Rituale – ein Grund, weshalb viele Menschen sich schwer tun, wirklich erwachsen zu werden. Sie verhalten sich wie abhängige Kinder und finden nicht zu einer Identität als Frau oder Mann.

Die vierte Geburt findet bei vielen Menschen dann statt, wenn wesentliche Lebensaufgaben wie Sicherung des Lebensunterhalts, Gründung einer Familie, eventuell die Erziehung von Kindern, erfüllt sind. Die Karriereleiter ist zu Ende, und irgendwann gibt es nichts mehr zu erreichen. Eine Sinnkrise ist zu erkennen, die während der Jahre zuvor, in denen sich die Persönlichkeit entwickelte, nicht vorhanden schien. Wofür soll man jetzt noch leben?

Das Bedürfnis nach Transzendenz, der Wunsch, sich mit etwas

Höherem zu verbinden, ist in jedem Menschen angelegt. Meist wird dieses Bedürfnis verdrängt, verleugnet oder in irgendwelchen esoterischen Zirkeln ausgelebt. Die Suchtkrankheit spiegelt deutlich das Problem der westlichen Industrienationen wider, wo Sinn, Frieden, Wahrheit, Gerechtigkeit, Zuneigung zur Natur und allen Lebewesen wenig geschätzt werden. Stattdessen treibt die Jagd nach Profit, Besitz, Status und Anerkennung die Welt in immer größere Krisen. Sucht nimmt zunehmend weltumspannende Ausmaße an. Was wäre, wenn sich hinter Sucht ein tieferes spirituelles Bedürfnis verbergen würde?

2. Die Bearbeitung von Schuld- und Schamgefühlen – vom abhängigen zum unabhängigen Selbstwertgefühl

Das Gleichnis vom verlorenen Sohn

Das bekannte Gleichnis vom verlorenen Sohn ist eine Auseinandersetzung mit dem Scheitern eines Menschen. Der Text führt – wie sich zeigen wird – tief in die Problematik und innere Welt des Suchtkranken. Hier finden sich Lösungswege für eine besonders schwierige und bedrückende Lebenssituation:

Ein Mann hatte zwei Söhne. Der jüngere von ihnen sprach zum Vater: Gib mir den Anteil des Vermögens, der mir zukommt! Da teilte er unter sie das Besitztum. Wenige Tage darauf packte der jüngste Sohn alles zusammen, zog fort in ein fernes Land und vergeudete dort sein Vermögen durch ein ausgelassenes Leben. Nachdem er aber alles vertan hatte, kam eine große Hungersnot über jenes Land, und er begann Not zu leiden. Da ging er hin und verdingte sich an einen Bürger dieses Landes, und der schickte ihn auf seine Felder zum Hüten der Schweine. Gern hätte er seinen Magen gefüllt mit den Schoten, von denen die Schweine fraßen, aber niemand gab sie ihm. Da ging er in sich und sprach: Wie viele Tagelöhner meines Vaters haben Brot im Überfluss; ich aber gehe hier vor Hunger zugrunde. Ich will mich aufmachen und zu meinem Vater gehen und ihm sagen: Vater, ich habe mich versündigt gegen den Himmel und vor dir; nicht mehr bin ich wert, dein Sohn zu heißen; halte mich wie einen deiner Taglöhner. Und er machte sich auf und ging zu seinem Vater. Er war noch weit weg, da sah ihn sein Vater und lief ihm, von Mitleid bewegt, entgegen, fiel ihm um den Hals und küsste ihn. Der Sohn aber sprach zu ihm: Vater, ich habe mich versündigt gegen den Himmel und vor dir; nicht mehr bin ich wert, dein Sohn zu heißen. Der Vater aber sagte zu seinen Knechten: Holt ihm geschwind das beste Kleid heraus und zieht es ihm an; gebt ihm einen Ring an die Hand und Schuhe an die Füße; bringt auch das gemästete Kalb und schlachtet es! Wir wollen essen und ein Freudenfest feiern; denn dieser mein Sohn war tot und wurde wieder lebendig; war verloren und wurde gefunden. Und sie fingen an, ein Freudenfest zu feiern. Sein ältester Sohn aber war auf dem Felde. Als er nun kam und sich dem Haus näherte, hörte er Musik und Tanz. Da rief er einen der Knechte herbei und fragte ihn, was das bedeute. Der sprach zu ihm: Dein Bruder ist gekommen, und dein Vater schlachtete das gemästete Kalb, weil er ihn gesund zurückerhielt. Da wurde er zornig und wollte nicht hineingehen. Sein Vater aber kam heraus und redete ihm zu. Er aber gab dem Vater zur Antwort: Siehe, so viele Jahre diente ich dir, und niemals übertrat ich dein Gebot; doch niemals gabst du mir ein Böcklein, dass ich mit meinen Freunden ein Freudenfest hätte feiern können. Da nun dein Sohn daherkam, der sein Vermögen mit Dirnen vertan hat, schlachtest du für ihn das gemästete Kalb. Er aber sprach zu ihm: Kind, du bist immer bei mir, und all das Meine ist dein; freuen aber müssen wir uns und froh sein; denn dieser dein Bruder war tot und wurde wieder lebendig, war verloren und wurde wieder gefunden.

Lk 15,11–32

Fast jeder in der westlichen Hemisphäre kennt dieses Gleichnis, denn die Geschichte, die hier erzählt wird, gehört zu den bekanntesten der Welt; stellt sie doch die gängigen Muster von Schuld und Sühne scheinbar auf den Kopf. Wo ist die Enttäuschung des Vaters über den missratenen Sohn? Hat er nicht das Bedürfnis oder gar die Pflicht, ihn zu bestrafen? Darf man ihm so etwas Ungeheuerliches durchgehen lassen, auch wenn es der eigene Sohn ist? Fragen, die sich spontan stellen, aber gerade in der Widersprüchlichkeit baut sich in der Geschichte eine faszinierende Spannung auf.

Wie jedes Gleichnis ist auch dieser Text extrem verdichtet. Er entfaltet sich erst, wenn man sich in die handelnden Personen hineinfühlt. Wenden wir uns zunächst dem jüngeren Sohn zu, um seine innere Welt zu verstehen.

Seine Devise lautet: »Bedürfnisbefriedigung sofort! Leben nur hier und heute! Hoppla, jetzt komme ich! Was kostet die Welt? Ich lass mir nichts sagen; ich bin erwachsen und muss selbst wissen, was ich will!«

Nicht zufällig ist es das jüngste Kind in einer Familie, das diese Lebenseinstellung entwickelt. Es geschieht häufig, dass gerade die jüngsten verwöhnt werden – nicht nur von den Eltern, sondern auch von den Großeltern oder auch von älteren Geschwistern, besonders wenn der Altersunterschied größer ist.

Gerade diesen Kindern möchte man das Beste geben; es wird nicht verstanden, dass man ihnen etwas Wesentliches vorenthält: Sie lernen nicht, sich anzustrengen, sich über eigene Leistungen freuen zu können und selbstständig wichtige Ziele zu verfolgen. Oft bleiben sie passiv und erwarten, dass Probleme von anderen aus dem Weg geräumt werden. Wenn sie in Schwierigkeiten sind, suchen sie grundsätzlich die Verantwortung bei anderen, und sie sind nicht in der Lage, die eigenen Anteile zu erkennen, die sie in die missliche Situation brachten. Verwöhnte Kinder lernen die oben beschriebene Lebenshaltung: »Ich will alles, und zwar sofort!«

Noch ein anderer Umstand scheint wichtig, um den jüngsten Sohn zu verstehen. Sein älterer Bruder ist sozusagen vorbildlich, er ist das genaue Gegenteil von ihm. Während der jüngere verwöhnt ist und ein Talent entwickelte, sich vor der Arbeit zu drücken, bemüht sich sein Bruder, den Erwartungen des Vaters gerecht zu werden. Er ist der Vernünftige, der Überlegene und Angepasste. Im Grunde weiß auch der jüngere Sohn, dass er mit seiner Haltung falsch liegt. Er spürt, dass er nicht so sein kann wie sein Bruder, dass er ihn nie erreichen wird, dass er viel zu schwach ist, um auf die gleiche Weise anerkannt zu werden wie er. So hat er Schuldgefühle, weil er sich lieber vor den unangenehmen Tätigkeiten drückt, sein Selbstwertgefühl ist schwach und sein Stolz ist verletzt, weil ihm sein Bruder so unerreichbar überlegen ist. Man kann verstehen, dass er lieber vor einer Situation flieht, in der er keine Chance sieht, sich frei und unabhängig zu fühlen. Er hasst seinen Bruder wegen seiner Tüchtigkeit, aber er hasst auch sich selbst, weil er sich unzulänglich und klein vorkommt. Eigentlich könnte er zufrieden sein, hat er doch bei einem wohlhabenden Vater alles, was er braucht. Allein der innere

Konflikt, die Konkurrenz mit seinem Bruder lassen ihm keine Ruhe. Er fühlt sich angetrieben, es allen zu beweisen, dass auch er etwas kann. Zu Hause sieht er hierfür keine Möglichkeit; zu stark und übermächtig ist der Bruder, daher will er es in der Fremde schaffen. Er träumt davon, irgendwann mit einem großen Vermögen zurückzukommen und alle damit zu beeindrucken, besonders seinen Vater.

Die Konkurrenz zwischen Geschwistern ist nicht selten zerstörerisch und destruktiv. Viele Menschen leiden lebenslang darunter, dass Bruder oder Schwester erfolgreicher waren. Am meisten leiden sie darunter, dass sie sich weniger geliebt, akzeptiert und anerkannt fühlen. Gerade die Liebe, die sie von den Eltern nicht bekamen, erzeugt einen Hunger, ja, eine Gier, die nach Befriedigung schreit.

Die Ziele des jüngsten Sohnes sind sicherlich großartig, aber seine Selbsteinschätzung mangelhaft. Vor allem übersieht er sein schwaches Durchhaltevermögen. Er hat nie gelernt, sich durchzubeißen, Härten zu ertragen, mit Misserfolgen umzugehen. Seine verwöhnte Haltung lässt ihn scheitern. Er glaubt, dass es genüge, irgendwann in der Zukunft mit harter Arbeit zu beginnen, für heute reiche es, sich zunächst nur wohl zu fühlen und zu feiern. Das viele Geld und falsche Freunde erzeugen ein Gefühl der Selbstsicherheit und Überlegenheit. Sein Minderwertigkeitsgefühl ist verschwunden. Schnell lösen sich die guten Vorsätze in Luft auf und der Teufelskreis des Lotterlebens ruiniert die Moral. Immer stärker verfällt die Persönlichkeit, und bald wird deutlich, dass die hohen Erwartungen sich nicht realisieren lassen. Man braucht Betäubungsmittel, um die Realität zu ertragen, Alkohol, Drogen, Zerstreuung etc. Und man braucht immer neue Bestätigung – aber von wem? Wer dafür in Frage kommt, sind falsche Freunde, die sich dafür bezahlen lassen, dass sie Zuneigung und Wertschätzung heucheln. Wenn aber kein Geld mehr da ist, sind diese »Freunde« verschwunden. Die Illusion zerplatzt wie eine Seifenblase. So ist es auch folgerichtig, dass der jüngste Sohn von niemandem Hilfe bekommt, als alle materiellen Dinge verbraucht sind. Er wird fallengelassen und gerät in eine existenzielle Krise. Im Gleichnis wird die Szene grausam dargestellt: »Nicht einmal das, was man den Schweinen gibt, darf er essen!« Der

Weg zum Scheitern ist im Gleichnis kurz, in der Realität mitunter bitter und lang: ein zwanghaftes Aufrechterhalten-Wollen von Illusionen, ein Nicht-wahrhaben-Wollen der Realität mit der Fantasie, in einem bösen Traum zu sein, der bald zu Ende ist. Die bittere Wahrheit will man nicht sehen, zeichnet sie sich doch durch einen immer schnelleren Verfall der Persönlichkeit aus.

Sehr ähnlich erleben Suchtkranke ihre Entwicklung: Das Suchtmittel vermittelt in der Anfangsphase die Illusion von Beschwerdefreiheit, Glück, Zufriedenheit, Rausch – Bedürfnisbefriedigung sofort! Später dominiert der Zwang, die Droge unter allen Umständen und im Übermaß konsumieren zu müssen. Aus scheinbarer Freiheit werden totale Abhängigkeit, Siechtum, körperlicher und geistiger Verfall. Die Droge zwingt den Betroffenen immer wieder in die Knie, und mit immer wiederkehrender und immer wieder aufgebrachter Energie kämpft der Suchtkranke dagegen an. Entgiftungsbehandlungen, Zusammenbrüche, Krampfanfälle, Verlust des Arbeitsplatzes, Verlust wichtiger Beziehungen – etwa des Partners –, immer schwerere körperliche Folgeschäden und Folgeerkrankungen lassen allmählich die Erkenntnis wachsen, dass es so nicht mehr weitergehen kann.

Auch der jüngste Sohn im Gleichnis gibt den Kampf keineswegs freiwillig auf. Falscher Stolz lässt auch ihn kämpfen, bis nichts mehr geht. Erst die nackte Angst vor dem Tod lässt ihn kapitulieren. Sehr ähnlich ergeht es dem Suchtkranken, der auch den Kampf mit der Droge erst aufgeben kann, wenn ihm keine andere Wahl mehr bleibt.

Wie schwer ist der Weg zurück? Wie groß sind die Schamgefühle und wie sehr ist der jüngste Sohn von sich selbst enttäuscht? Wahrscheinlich wurde ihm sein Scheitern bereits prophezeit. Nicht selten sehen Eltern, wie ihre Kinder auf ein Unheil zusteuern; sie warnen und drohen, aber sie werden nicht gehört. So wird es auch dem jüngsten Sohn ergangen sein. Er weiß, dass sein Vater Recht hatte; dies zuzugeben ist schwer.

Der verlorene Sohn erwartet zunächst keine Vergebung. Er lebt nur von der Hoffnung, dass sein Vater ihm erlaubt, als Tagelöhner zu arbeiten, damit er sich so sein Existenzminimum sichern kann. Seinen Status als Sohn glaubt er verloren zu haben. Er rechnet mit Konsequenzen und einer gerechten Strafe.

Die meisten Suchtkranken sehen in der Therapie, die sie nach der

Entgiftung antreten, eine gerechte Strafe für ihr »Versagen«. Man möchte am liebsten so schnell wie möglich alles wiedergutmachen. Mit Leistung und viel Energie wird versucht, die Schuld- und Schamgefühle abzuarbeiten. Dabei ist klar, dass auch mit den besten Leistungen und tollsten Erfolgen die Tatsache, dass man suchtkrank ist, nicht ungeschehen gemacht werden kann. Leistung ist kein wirklicher Problemlöser für Schuldgefühle. Mit Leistung kann man sich eventuell ablenken oder eine Zeit lang das Problem vergessen. Unweigerlich wird jedoch die Erinnerung wiederkommen und man muss wieder und verstärkt Neues leisten. Hier deutet sich ein neuer Teufelskreis an. Viele Suchtkranke werden, nachdem sie nüchtern wurden, arbeitssüchtig. Sie versuchen, ihre innere Not darüber, dass sie suchtkrank wurden, mit Arbeit zu bewältigen.

Wie der verlorene Sohn Sühne und Buße erwartet, ist auch in unseren Köpfen dieses Modell vorhanden. Eine verwerfliche Tat hat Strafe, Sühne und Buße zur Folge. Dies scheint der logische Weg. Das Gleichnis weist in eine andere Richtung: Mit großer, uneingeschränkter Freude nimmt der Vater den Sohn wieder auf. Er empfindet Schmerz, als er ihn sieht. Sein Zustand ist erschreckend. Was hat er mit sich gemacht, mit sich machen müssen? Nur Mitleid und Freude empfindet der Vater – ein Mitleid, das in der Lage ist, tief zu verstehen, welches Leid, welcher Schmerz durchlitten wurde. Wut und Enttäuschung sind dem Vater in dieser Situation fremd. Für ihn hat der jüngste Sohn den Status als Sohn nie verloren; sofort steckt er ihm den Ring an den Finger und hängt ihm das beste Gewand um. Alles gipfelt in einem riesigen Freudenfest. So lässt der Vater nicht zu, dass der Sohn in die Rolle des Schweinehirten kommt – wie wir sehen werden, aus gutem Grund.

Wenn wir uns in die Situation des Sohnes hineinfühlen, spüren wir sofort die Zumutung, die mit dem Verhalten des Vaters einhergeht: Die Scham des Sohnes wird sofort noch verstärkt, wenn er nicht Schweinehirte sein darf. Denn während der Vater seinem Sohn spontan verzeiht, ist es keine Frage, dass es dem Sohn viel schwerer fällt, sich selbst zu verzeihen. Für ihn wäre es viel einfacher, zunächst als Schweinehirte leben zu können – aber auch, wie sich zeigen wird, gefährlicher. Keine Frage, dass der verlorene, aber wiedergefundene Sohn unter Schuldgefühlen und Selbstvorwürfen leidet. Sie quälen ihn Tag und Nacht. Aber würde er sie in der Rolle des Schweinehirten bewältigen? Würde er nicht permanent mit den Folgen seines Verhaltens konfrontiert, ohne dass er eine Möglichkeit hätte, sie zu bearbeiten und sich selbst zu verzeihen? Er fühlte sich abgelehnt, und seine Minderwertigkeitsgefühle würden immer stärker. Wo sollte er die Kraft hernehmen, dem standzuhalten? Seine Seele ist wund und seine Psyche verletzt, sein Selbstwertgefühl durch das Geschehene geschwächt. Ganz sicher würde er bei der nächsten Gelegenheit rückfällig und wieder versuchen, seine Selbstachtung mit unrealistischen Mitteln wiederherzustellen. Erneutes Scheitern wäre vorprogrammiert. Wann hätte er genug gesühnt und Buße getan? Wer wollte dies festlegen? Wo ist hier der Maßstab? Fühlen wir uns in ihn hinein, dann merken wir, dass ein solches Schuldgefühl ewig dauern kann. Wie ein steter Tropfen, der den Stein höhlt, bleibt das Schuldgefühl erhalten und schreit nach Erlösung und Befreiung. Der Vater würde ihn ganz sicher erneut verlieren, wahrscheinlich nicht wirklich wiedergewinnen, denn der verkehrte Stolz des verlorenen Sohnes würde nicht abgebaut. In der Rolle des Schweinehirten würde er sich dem Vater unterwerfen, sich klein und unwürdig fühlen – so bliebe er in totaler Abhängigkeit. Die Situation ist verzwickt –, aber der Vater findet intuitiv den richtigen Weg.

Liebe ist die einzige Energie, die heilt. Der Vater hat ihn hineingenommen in seine Zuneigung und ihm sofort seinen Status als Sohn wiedergegeben. Für ihn ist er ihm nie verloren gegangen. Lediglich für sich selbst hat er ihn verloren geglaubt. Es wird jetzt alles darauf ankommen, dass der Sohn einen Weg findet, sich selbst zu verzeihen und seine Schuld- und Minderwertigkeitsgefühle loszulassen. Ganz sicher kann es nicht darum gehen, das Ganze zu vergessen oder zu verdrängen. Dies ist nicht möglich; denn sporadisch würde die Erinnerung wie bittere Galle wieder aufstoßen. Außerdem würde etwa der Zwang, alles vergessen zu wollen, eine riesige Energie binden.

Im Gleichnis endet die Geschichte für den verlorenen Sohn mit einem Freudenfest. Endlich ist er zurückgekehrt, endlich hat er eine neue Chance, und jetzt kommt alles darauf an, sie zu nutzen. Allerdings, davon ist auszugehen, fängt die eigentliche Arbeit erst an.

In dem Gewand des Sohnes steckt in Wirklichkeit jemand, der sich wie ein »Schweinehirt« fühlt. Somit wäre es gut für ihn, wenn er über sich reden könnte, über seine Schuld- und Schamgefühle und darüber, warum er den gedeckten Tisch des Vaters verlassen musste. Was hat ihm gefehlt? Und zwar weniger in materieller, sondern vielmehr in menschlicher Hinsicht. Um seine Probleme zu verstehen, ist es wiederum gut, sich in ihn hineinzufühlen. Die eingangs beschriebenen Minderwertigkeitsgefühle, die er seinem erfolgreichen Bruder gegenüber hegte, sind durch sein Scheitern noch größer geworden. Auch hier liegt eine Gefahr der Rückfälligkeit. Denn nichts ist besser geworden, alles nur noch schlimmer und schwieriger. Ähnlich ergeht es Suchtkranken, die immer wieder beweisen wollen, dass sie stärker sind als das Suchtmittel. Jeder Rückfall zerstört dann das bereits angeschlagene Selbstwertgefühl noch mehr und baut die emotionale Stabilität weiter ab. Bei Suchtkranken kommt es daher leicht zu einem sog. Drehtüreffekt. Bald nachdem sie die Entgiftungsstation verlassen haben, werden sie wieder rückfällig, da die Voraussetzungen für eine abstinente Lebensweise fehlen. Eine erneute Entgiftung im Krankenhaus ist notwendig. Vor allem fehlt die emotionale Stabilität, die sich nur allmählich aufbauen lässt, beispielsweise während einer längeren ambulanten oder stationären Entwöhnungsbehandlung mit psychotherapeutischer Unterstützung.

Die Haltung, dass man jetzt erst recht alles alleine schaffen muss, lässt sich bei vielen Suchtkranken beobachten. Der erste Schritt lautet daher: *Ich darf mir helfen lassen!* Besser noch: *Ich brauche Hilfe!* Verkehrter Stolz ist jetzt besonders verhängnisvoll. Nur im Kontakt mit dem Vater ist wirkliche Erlösung zu erreichen.

Wo finden Menschen, wo finden Suchtkranke einen solchen Vater, der sie trotz ihrer Verfehlungen gleich wieder aufnimmt und akzeptiert? Meist sind Angehörige nicht in der Lage, dem Suchtkranken so zu begegnen, wie dies der Vater im Gleichnis vermag. Viel zu sehr wurden sie verletzt, betrogen, gedemütigt und ausgebeutet. Die vielen Rückfälle ließen sie bitter und hart werden. Aber in einer Therapiegruppe oder in einer guten Selbsthilfegruppe finden sie unvoreingenommene Unterstützung. Sie sind berechtigt, da zu sein; sie sind willkommen, und die Mitglieder freuen sich, dass wieder jemand den richtigen Weg wählt. Dies unterstützt auch ihre Bemühungen für die eigene Persönlichkeitsentwicklung.

Das Selbstwertgefühl

Die Begegnung zwischen Vater und Sohn verdient es, genauer unter die Lupe genommen zu werden, denn hier finden wir Wesentliches für die Heilung von Suchtkranken. Generell können Eltern nicht verhindern, dass ihre Kinder scheitern, und auch im Gleichnis wird nicht geschildert, ob der Vater versucht hat, seinen Sohn zurückzuhalten, als er mit seinem Erbe davonziehen wollte. Im Gegenteil, es klingt eher so, als hätte er ihn gewähren lassen. Wahrscheinlich hat er gespürt, dass es eine Trotzreaktion seines Sohnes war, die ihn in die Ferne ziehen ließ. Ihn zum Bleiben überreden zu wollen wäre zwecklos gewesen. Selbst wenn der Sohn sich dem Wunsch seines Vaters dazubleiben unterworfen hätte, wäre es ein Drama, denn er würde sich nur anpassen und ständig unzufrieden bleiben. So ist klar, dass der Vater überhaupt keine Wahl hat: Er muss seinen Sohn ziehen lassen, selbst wenn er sehen kann, dass er in ein Unglück gerät. Diese harte Wahrheit können viele Eltern nicht verstehen. Sie halten ihre erwachsenen Kinder in Abhängigkeit und begreifen nicht, dass sie das Erwachsenwerden behindern.

Wie weiter oben beschrieben, ist der jüngere Sohn vor dem Konflikt mit seinem rechtschaffenen Bruder, der in seinen Augen mehr Anerkennung und Liebe des Vaters genoss als er selbst, geflüchtet. Es ging also um sein Selbstwertgefühl, welches er stärken wollte. Mit seiner zugewandten Haltung nach seiner Rückkehr macht der Vater ihm dann unmissverständlich klar, dass er gar nichts beweisen muss. Er ist und bleibt sein Sohn, dies symbolisiert er, indem er ihm das beste Gewand und den goldenen Ring bringen lässt. Seine Botschaft lautet: *Du brauchst nichts zu tun, um geliebt zu werden.* Mit anderen Worten: Der jüngere Sohn hat sich minderwertig gefühlt, war es aber in Wirklichkeit nicht. Er ist einem Phantom hinterhergelaufen, und so war keine Erlösung möglich. Selbst wenn er viel gewonnen und erreicht hätte, würden die Zweifel an seinem Wert nicht beseitigt. Denn wann wären seine Leistungen, sein Reichtum, sein Ruhm je groß genug, als dass sein Vater ihn dafür lieben würde? Irgendwie erinnert die Geschichte an Kain und Abel, dessen Konflikt auch darauf gründete, dass der eine sich vom Vater akzeptiert fühlte und der andere nicht. Hier wird deutlich, wie mörderisch die Wunde des Ungeliebtseins sich auswirken kann.

Menschen in einer Leistungsgesellschaft geraten leicht in Konkurrenz, dominiert doch der Glaube, dass nur der Erfolgreiche zählt, dass nur er sich wertvoll und geliebt fühlen darf. So versuchen auch viele Suchtkranke, ihr beschädigtes Selbstwertgefühl mit den verkehrten Mitteln zu heilen. Auch sie verstehen nicht, dass sie nichts beweisen müssen. Der Wert eines Menschen ist von Natur aus vorhanden, niemand ist wertvoller als der andere. Der Glaube, keinen Wert zu haben oder nicht zu genügen, erzeugt den Stachel des Minderwertigkeitsgefühls. Wenn man etwas beweisen will, was man weder beweisen kann noch muss, wird die Situation kompliziert – es wird keine Lösung geben. Man gerät in den Teufelskreis des Beweisens. Wann aber ist genug bewiesen? Wann endlich ist das Selbstwertgefühl erarbeitet?

Was hier deutlich wird ist, dass Menschen dazu tendieren, ihr Selbstwertgefühl von anderen abhängig zu machen. Dies ist zunächst ein natürlicher Vorgang. Kinder gewinnen ihr Selbstwertgefühl, indem sie von den Eltern gespiegelt werden. In den Augen der Eltern lesen Kinder ihren Wert ab. Wie sie sich von den Eltern angenommen und wertgeschätzt fühlen, überträgt sich auf sie selbst.

Wenn Eltern ihre Kinder nicht lieben können, ist dies ein Drama. Die Sehnsucht, doch noch die Liebe eines Elternteils zu gewinnen, lässt sie mitunter nach völlig unrealistischen Lösungen suchen. Sie bleiben abhängig, etwa weil sie immer noch, auch als Erwachsene, hinter der Liebe eines Elternteils herlaufen. Generell entwickeln sich unrealistische Erwartungen an das eigene Leben. Erwachsene sind aber selbst für ihr Selbstwertgefühl zuständig. Viele Menschen machen ihr Selbstwertgefühl davon abhängig, ob die Eltern in der Lage waren, sie in genügender Weise zu unterstützen und ihr Selbstwertgefühl zu stärken. Sie sehen sich bewusst oder unbewusst in der Opferrolle: *Mein Vater (meine Mutter) hat mich benachteiligt, gedemütigt, verletzt, überfordert, gehemmt, eingeschränkt … daher habe ich ein angeschlagenes Selbstwertgefühl.* Derartige Erfahrungen haben Folgen. Tiefe Verletzungen, insbesondere durch nahe Familienmitglieder, wollen bearbeitet und betrauert werden. Es geht darum zu verstehen, warum Eltern zur Liebe unfähig waren, welche

Probleme sie selbst mit ihrem Selbstwertgefühl hatten und warum sie dementsprechend ihren Kindern kein positives Selbstwertgefühl vermitteln konnten. Hier soll nicht entschuldigt werden, denn für ihre Fehler und für ihr Schuldigwerden sind Eltern selbst verantwortlich.

Vielfach wird deutlich, dass es auch bei Erwachsenen noch darum geht, Rache für erlittene Demütigungen, Verletzungen und Kränkungen zu nehmen. Nach dem Motto: *Das verzeihe ich meiner Mutter (meinem Vater) nie*, bleiben Energie und Hass gebunden. Dies wirkt sich sehr negativ auf das eigene Leben und Selbstwertgefühl aus. Letztlich wird der Betroffene diese Wut gegen sich selbst richten. Bei vielen Suchtkranken ist zu beobachten, dass die Selbstzerstörung ständig fortschreitet. Gerade diejenigen Patientinnen und Patienten, die ihren tiefen Hass nicht auflösen können, sind gefährdet, wieder rückfällig zu werden. Oft bleiben die wahren Gründe verborgen, auch weil es scheinbar keine Erlösung vom inneren Groll geben kann, der sich im Laufe der Jahre aufgestaut hat.

Um zu einem gesunden Selbstwertgefühl zu gelangen, müssen die Kränkungen, Verletzungen durch andere, die nicht verziehen wurden, bearbeitet werden. Aber auch Selbstverletzungen bedürfen der Bearbeitung, da für sie dasselbe gilt: Verzeihen und sich selbst verzeihen ist der einzige Weg, frei und unabhängig zu werden. Manchem wird der Begriff »verzeihen« wie eine Zumutung vorkommen: *Das, was mein Vater, meine Mutter mir angetan hat, soll ich verzeihen? – Nie!* Meist ist den Betroffenen nicht klar, wie abhängig sie sich mit dieser Einstellung machen, dazu noch abhängig von einem Menschen, von dem sie unbedingt frei und unabhängig sein wollen.

Wie entsteht ein unabhängiges Selbstwertgefühl?

Die meisten Menschen machen ihr Selbstwertgefühl davon abhängig, was sie beruflich erreicht haben, wie viel Geld sie besitzen oder aus welcher Familie sie stammen. In gewisser Weise ist dies ein normaler Vorgang. Der Kampf um Anerkennung in einer Konkurrenzgesellschaft ist immer mehr oder weniger stark vorhanden. Weit verbreitet ist auch die Gier, mehr zu sein und besser zu sein als der andere. Narzisstisch gestörte Menschen tendieren dazu, andere abzuwerten mit dem Ziel, sich selbst größer und überlegener fühlen zu können. Dies wertet natürlich nicht wirklich auf, sondern kann lediglich Minderwertigkeitsgefühle kurzfristig übertünchen. Bald wird es wieder notwendig, sich über andere zu erheben, sie zu demütigen oder zu kränken. Diese Menschen leiden letztlich unter innerer Leere und hoffnungsloser Einsamkeit; ihr Leben ist ein einziger Selbstbetrug, der von Selbsthass bestimmt ist. Die nach außen demonstrierte Selbstverliebtheit, Überlegenheit und Selbstsicherheit ist nur die Maske, die andere täuschen soll; die Darstellung der eigenen Grandiosität soll ein echtes Selbstwertgefühl suggerieren. Aber genau das fehlt diesen Menschen zutiefst.

Um zu einem unabhängigeren Selbstwertgefühl zu gelangen, ist es sinnvoll, zunächst zu reflektieren, von welchen Kriterien der Selbstwert bisher hergeleitet wurde. Wie hat sich das Selbstwertgefühl entwickelt, wo wurde es geschwächt, wodurch blockiert? Menschen reden innerlich ununterbrochen mit sich selbst. Die Frage ist hier, wie sie mit sich selbst reden, wie sie über sich selbst denken. Es gilt, den roten Faden zu finden, an dem sich das Selbstwertgefühl orientiert und bildet. Manchmal ist die Haltung schnell erkannt, wenn jemand z. B. glaubt: *ich bin ein Verlierer* oder: *Mir traut sowieso niemand etwas zu.* So wie Glaube Berge versetzen kann, sind diese tiefen Überzeugungen, die sich in Glaubenssätzen ausdrücken, sehr mächtig. Wer von sich selbst annimmt, dass er ein typischer Verlierer ist, wird dies so lange erleben müssen, bis es ihm gelingt, diese Überzeugung aufzugeben. Die sich selbst erfüllenden Prophezeiungen sind aber häufig stärker.

Wenden wir uns wieder dem verlorenen Sohn zu, dann ist zu erkennen, dass er sein Selbstwertgefühl von der Überzeugung abhängig gemacht hatte, es seinem älteren Bruder sowieso nie gleichtun zu können. Er lebte in dem Glauben, dass sein Vater ihn nie so akzeptieren könnte wie den tüchtigen und pflichtbewussten Bruder. Sein Selbstwertgefühl ist von Neid und Eifersucht bestimmt sowie davon, von seinem Vater etwas haben zu wollen, von dem er glaubt, es nie bekommen zu können: Anerkennung und Liebe. So macht er sein Selbstwertgefühl abhängig von der Haltung seines Vaters. Dies ist bei vielen Menschen festzustellen; sie gestalten ihr Leben so, wie sie glauben, dass die Eltern es wollen. Sie betrachten die Welt aus den

Augen ihrer Eltern. Die Folge ist, dass das Ich geschwächt wird. Diese Menschen finden weniger dahin, was sie selbst wollen. Stattdessen handeln sie, so wie sie glauben, dass es ihren Eltern gefällt. Dieses Problem wird weiter unten noch ausführlich behandelt.

Der Vater, der den Sohn trotz seines Scheiterns aufnimmt, macht mit seiner Haltung deutlich, dass es nie einen Zweifel gab an seiner Wertschätzung und Liebe. Seine Haltung ist: *Ich nehme dich so an, wie du bist; du brauchst nichts zu tun, um geliebt zu werden.* Der Vater hat seinen Sohn losgelassen und akzeptiert seine Freiheit. Nur so ist dieser in der Lage, sein eigentliches Lebensziel zu verfolgen, unabhängig vom Vater und vom Neid, den er gegenüber seinem Bruder hegt. Die Losung kann jetzt lauten: *Tu, was du wirklich willst, entscheide selbst, was deinem Leben Wert und Tiefe gibt. Schau nicht mehr darauf, was andere von dir erwarten.*

Für viele Menschen ist dies eine schwierige Herausforderung. Es geht um nichts Geringeres, als dem Leben einen eigenen Sinn zu geben. Einfacher scheint es, in den alten Mustern zu bleiben. Bei Suchtkranken ist dies nicht selten zu beobachten. Nachdem sie gescheitert sind, vieles verloren haben wie Führerschein, Arbeitsstelle, Partnerbeziehung, Wohnung usw., wenden sie viel Energie auf, um das Zerstörte wieder aufzubauen. Sobald sie es erreicht haben, sobald die letzten Schulden bezahlt sind, verlieren sie wieder alles durch Rückfälligkeit. Dieses Drama wiederholt sich nicht selten mehrmals. Suchtkranke verstehen zunächst nicht, was ihnen wirklich gefehlt hat. Auch der verlorene Sohn steht vor dieser schwierigen Aufgabe. Kann er sein Scheitern-Müssen verstehen? Versteht er, dass er bis an den Rand seiner Existenz geraten musste, um diese Lektion zu lernen? Dass seine wirkliche Freiheit nicht einfacher zu haben war? Findet er zu einem unabhängigen Selbstwertgefühl, weil er erwachsen wurde und sein Leben eine gründliche Inventur erfahren hat? Weiß er jetzt, was er wirklich will?

Die gleichen Fragen sollte sich ein Suchtkranker stellen. Denn auch für ihn geht es darum, wirklich unabhängig zu werden. Die Frage ist: Wovon? Die Abhängigkeitserkrankung fordert zur Unabhängigkeit heraus!

Im Lob ist mehr Zudringlichkeit
als im Tadel.

Friedrich Nietzsche

Sich selbst loben

Lob ist ein Erziehungsmittel, Kinder hören es besonders gerne, viele
Erwachsene auch. Dabei ist Lob auch ein Mittel, Menschen anzupassen. Wer viel Lob braucht, macht sich abhängig. In der Arbeits-
welt sind diese Mitarbeiter beliebt. Man braucht sie nur zu loben,
und schon leisten sie mehr, als sie eigentlich müssten. Sie sind leicht
auszubeuten, machen Überstunden, weil sie schlecht Nein sagen
können – sie sind angewiesen auf Lob. Werden sie nicht gelobt, fühlen sie sich schlecht, werden sie gelobt, fühlen sie sich für kurze Zeit
glücklich. Die Frage ist, wer einen erwachsenen Menschen loben
darf? Hier muss man zunächst einmal sagen: Nur er selbst! Nur er
weiß, welche Mühe er sich gemacht hat, ob seine Arbeit gut oder nur
weniger gut ist. Es sollte völlig ausreichen, wenn jemand selbst mit
seiner Arbeit zufrieden ist. Wer Beifall braucht, begibt sich in kindliche Abhängigkeit. Glücklich der Mensch, der eine Arbeit macht,
die er wirklich machen will, der Ja sagen kann zu dem, was er tut. Es
kann sein, dass man aus wirtschaftlichen Gründen gezwungen ist,
einer unliebsamen Arbeit nachzugehen, die man nicht so gerne
macht. Je mehr es gelingt, hierzu Ja zu sagen, desto einfacher wird
das Leben. Es ist allerdings auch nicht verboten, mit aller Energie
eine befriedigendere Arbeit zu suchen.

Selbstverständlich ist es angenehm, wenn andere die eigene Leistung loben, wer möchte das nicht? Der richtige Umgang mit Lob ist,
um es in einem Bild auszudrücken, sich neben den Lobenden zu stellen und die Frage an sich selbst zu richten, ob man die Dinge genauso
beurteilt oder nicht. Wenn ja, ist es schön, dass man sich getroffen
hat. Wenn nein, kann man auch nichts daran ändern. Das gilt dafür,
dass Lob übertrieben ist, ausbleibt oder nicht angemessen ist. Letztlich ist die eigene Einschätzung der Maßstab. Dazu gehört der Mut,
der eigenen Wahrnehmung zu trauen. Das gesunde Mittelmaß zu
finden ist das Ziel. Übertriebene Selbstgerechtigkeit ist genauso verkehrt wie unverhältnismäßige Selbstkritik.

Viele trauen sich nicht, sich selbst zu loben. Nach dem Motto *Eigenlob stinkt* geben sie die Verantwortung für die Wertschätzung lieber an andere ab. Hier ist nicht daran gedacht, dass man sich auf den Marktplatz stellt und die eigenen Taten rühmt. Es geht vielmehr darum, in welcher Form jemand mit sich selbst redet. Es geht um einen gesunden Narzissmus, der darin besteht, eigene Leistungen selbst realistisch einzuschätzen und sich daran zu erfreuen. Besonders für Menschen mit abhängiger Persönlichkeitsstruktur ist dies schwierig. Die gewohnten Denkmuster, die von Selbstzweifeln und Selbstabwertung bestimmt sind, stellen sich leicht wieder ein. Hier ist ein Teufelskreis zu beobachten. Jemand, der sich selbst abwertet, fühlt sich schlecht – dieses negative Gefühl führt wieder negative Gedanken über sich selbst herbei, also weitere Selbstabwertung.

Das andere Extrem findet sich in allzu großer Selbstzufriedenheit und unrealistischer Selbstsicherheit. Die eigenen Fähigkeiten werden überschätzt, insbesondere die emotionale Stabilität. Viele Suchtkranke tendieren zu den Extremen Selbstabwertung und Selbstüberschätzung.

Vom abhängigen zum unabhängigen Selbstwertgefühl

Wie kommt man von einem abhängigen zu einem unabhängigen Selbstwertgefühl? Der erste Schritt ist eine selbstkritische Bilanz. Nur wer um seine Fehler weiß, ist in der Lage, etwas zu ändern. Gewohnte Denkmuster sind außerdem tief verankert und gehören bis dahin zur Persönlichkeit, einfach weil man immer so gedacht hat.

- Wie sehr wurde das Selbstwertgefühl bisher von anderen bestimmt?
- In welchen Situationen suche ich Lob?
- Was tue ich, was ich eigentlich nicht tun möchte, nur um Lob zu bekommen?
- Von welchen Menschen ist mir Lob besonders wichtig?
- Wer sollte mich unbedingt loben, tut dies aber nicht?

Wer etwas ändern möchte, kann dies immer nur im Hier und Jetzt tun. Wer reflektiert, wie sehr er vom Lob anderer abhängig ist, wird sich eventuell seiner Erziehungsgeschichte bewusst:

Herr T. wuchs in beengten Verhältnissen auf. Während er die Eltern als streng erlebte, wurde er von der Großmutter und den Tanten, die in demselben Haus wohnten, verwöhnt. Die Eltern hatten hohe Erwartungen an ihn; als einziger Sohn sollte er etwas Besseres werden. Während die beiden älteren Schwestern leicht lernten, war die Schule für Herrn T. ein Ort vieler Misserfolge. Mit großer Mühe schaffte er schließlich den Realschulabschluss, während die Schwestern nach dem Abitur studierten. Von den Eltern, insbesondere von der Mutter wurde er ständig mit seinen Schwestern verglichen: Sieh doch, was deine Schwestern können …!
Die Folge war, dass Herr T. sich chronisch minderwertig fühlte. Seine tiefste Überzeugung war: Ich genüge nicht.[7]

Das Minderwertigkeitsgefühl ist tief in die Seele eingebrannt. Daher ist es nicht leicht zu löschen. Um das Problem wirklich zu verstehen, ist es notwendig, sich in Herrn T. hineinzufühlen. Dabei wird ein Gefühl leicht übersehen: Seine Wut auf die Eltern, die ihn nicht so annehmen konnten wie er war. Da er selten oder nie den Erwartungen entsprach, fühlte er sich unter dauerhaftem Druck und ständiger Anspannung. Weiter ist zu verstehen, dass es ihm nicht möglich war, sich wirklich gegen seine Eltern zu wehren, Frust und Wut offen zum Ausdruck zu bringen. Er hatte keine Chance, mit seinen Eltern zu klären, dass er anders ist. So gelang es ihm auch nicht, unabhängig zu werden und ein unabhängiges Selbstwertgefühl zu entwickeln. Er lebte seine Wut passiv aus und betrieb Leistungsverweigerung. Letztlich richtete er jedoch die Wut und Enttäuschung gegen sich selbst. Als er mit fünfzehn Jahren mit Alkohol in Kontakt kam, trank er von Anfang an exzessiv, ohne Kontrolle bis zum Vollrausch.

Sucht ist eine Wutkrankheit. Bei Herrn T. ist zu erkennen, dass seine Wut blockiert ist, daher muss er sie gegen sich selbst richten. Erst die Auflösung dieser Wutblockade kann die Entwicklung eines unabhängigen Selbstwertgefühls möglich machen.

Im Rollenspiel setzte Herr T. sich mit seinen Eltern, insbesondere mit seiner Mutter auseinander. Er traute sich, all die Dinge zu sagen, die er bis dahin nie gesagt hatte. Dies erlebte er als große Befreiung. Der Knoten war sozusagen geplatzt, und er konnte im Hier und Jetzt darauf achten, welchen Erwartungen er gerecht werden wollte. Dabei stellte Herr T. fest, dass er ab und zu in die alten Muster zurückfiel. Sein Ziel, ein unabhängiges Selbstwertgefühl zu entwickeln, verlor er jedoch nicht mehr aus den Augen.

Der verlorene Sohn steht vor einer großen Herausforderung. Es geht darum, wirklich unabhängig und erwachsen zu werden. Nur wenn er ein neues Leben beginnt, kann er wieder lebendig werden. Der Vater hat Recht, wenn er sagt, »Mein Sohn war tot.« Das neue Leben beginnt mit einem großen Freudenfest, und so ist es richtig! Jeder Neubeginn, jeder Übergang in eine andere Lebensphase beginnt mit einem Fest, sei es die Taufe, eine Hochzeit oder ein bestimmter Geburtstag. Diese Feiern haben auch rituellen Charakter, da sie ein Symbol für den Neubeginn sind.

Das Drama des älteren Sohnes

Wenden wir uns jetzt dem älteren Sohn zu, der auch ein typisches Problem in sich trägt. Neid und Eifersucht überkommen ihn, als er sieht, wie sein Vater mit dem Bruder umgeht. Jetzt versteht er den Vater überhaupt nicht mehr. Wieso belohnt er den Bruder? Wofür? Sein scharfer Vorwurf an den Vater lautet: »Da nun dein Sohn daherkam, der sein Vermögen mit Dirnen vertan hat, schlachtest du für ihn das gemästete Kalb.« Seine Wut richtet sich nicht nur gegen den jüngeren Bruder, sondern auch gegen den Vater, der sich in seinen Augen völlig ungerecht verhält. Strafe hätte der Bruder verdient, nicht Belohnung! Der Ältere ist voller Bitterkeit und Wut, und er erweitert den Vorwurf, indem er sagt: »Siehe, so viele Jahre diente ich dir, und niemals übertrat ich dein Gebot; doch niemals gabst du mir ein Böcklein, dass ich mit meinen Freunden ein Freudenfest hätte feiern können.« Wie schon erwähnt sind die Brüder sehr unterschiedlich, und doch haben sie ähnliche Probleme mit ihrem Selbstwertgefühl. War zuerst der jüngere Sohn neidisch und eifersüchtig, so ist es jetzt der Ältere.

Nicht »Bedürfnisbefriedigung sofort« ist die Maxime des Älteren. Sein Problem besteht offensichtlich darin, dass er sich nichts gönnen und nichts genießen kann. Sein Leben besteht aus Anpassung, Dienst, Selbstaufgabe. Er tut alles, um dem Vater zu gefallen.

Dies ist sein eigentliches Problem. Er ist nicht er selbst geworden, sondern er denkt und fühlt, wie er glaubt, dass sein Vater will, dass er denkt und fühlt. So bleibt er der ewig Angepasste, gefangen in einem scheinbaren Sicherheitssystem. Er wartet darauf, dass er endlich den Lohn für seine Leistungen bekommt. Er versteht nicht, dass er vergeblich wartet. In seinem Inneren ist er voller Angst, dass er den Erwartungen des Vaters nicht gerecht werden könnte. Er traut sich nicht, Wünsche oder Ansprüche zu stellen, denn dies könnte ja sein perfektes Bild beim Vater zunichte machen. Sein Prinzip ist: *Ich will viel leisten und mir die Liebe meines Vaters verdienen.* So wird er unfähig, etwas zu genießen; denn auf das, was er sich gönnen könnte, muss er auch noch verzichten. Sein moralischer Anspruch lautet: *Hart gegen sich selbst und hart gegen andere.* So wird er hartherzig, verbittert und starrsinnig.

Dieses Muster lässt sich bei vielen Menschen beobachten. Sie sind blind für das, was sie sich nehmen und genießen könnten. Ständig sind sie darauf fixiert, haben zu wollen, was sie bei anderen sehen. Neid und Eifersucht können tatsächlich für die eigenen Schätze, Fähigkeiten und Leistungen blind machen. Das Entscheidende ist jedoch, dass das Gefühl für den eigenen Wert verloren geht. Leicht zu erkennen, dass auch der ältere Sohn ein Abhängiger ist! Er ist abhängig, weil er glaubt, Liebe erarbeiten zu können. Es kann sein, dass man für Leistungen Anerkennung bekommt, Lob und Aufmerksamkeit. Diese Anerkennung wird jedoch nur zu leicht mit Liebe verwechselt. Liebe ist immer umsonst! Liebe fordert nicht – sie ist da oder sie ist nicht da. Der ältere Sohn ist blind für die Liebe seines Vaters – dies ist sein größtes Problem. Der Vater liebt ihn so, wie er ist, ohne dass er sich dafür anstrengen muss. Der heilsame Satz lautet: *Du bist immer bei mir.* Man möchte hinzufügen: *Das reicht, das ist das Eigentliche, darum geht es überhaupt!* Liebe ist das höchste Gut – nicht Anerkennung, nicht Ruhm, nicht Besitz, nicht Leistung, nicht Konsum. So hat der Ältere überhaupt keinen Grund, sich als zu kurz gekommen zu fühlen: Im Gegenteil, er hat seinen wahren Reichtum nicht gespürt.

Wer sich Liebe erarbeiten will, gerät in diesen Teufelskreis. Der ältere Sohn glaubt nicht an die vorbehaltlose Liebe seines Vaters. Weil er meint, den eigenen Wert ständig erarbeiten zu müssen, entsteht ein Minderwertigkeitsgefühl: Wann genüge ich? Wann habe ich genug getan? Immer bleibt der Zweifel der Unzulänglichkeit. Sein Ich wird schwach und abhängig vor dem Hintergrund der tief verborgenen Angst, nicht gut genug, nicht »liebenswert« zu sein.

In der griechischen Mythologie war es Sisyphus, der dazu verdammt war, jeden Tag, solange die Sonne schien, einen Stein den Berg hinaufzurollen, aber sobald die Sonne untergegangen war, rollte der Stein wieder hinunter. Am nächsten Tag musste Sisyphus denselben Stein wieder hinaufrollen. Genauso ergeht es jedem, der sich sein Selbstwertgefühl erarbeiten will. Mit viel Mühe versucht er, etwas Besonderes zu erreichen oder einem Ziel näherzukommen. Aber das ist nicht möglich. Sobald er sich auf der Höhe wähnt, rollt der Stein wieder hinunter, und er muss von vorn beginnen. Selbstwertgefühl kann nicht erarbeitet oder erkämpft werden, entweder man verfügt darüber oder nicht. Wenn man glaubt, es nötig zu haben, sich sein Selbstwertgefühl zu erarbeiten, ist es schon zu spät. Man gerät in den Teufelskreis, den der Mythos so eindrücklich schildert.

In einer Leistungsgesellschaft leiden sehr viele Menschen unter diesem Problem. Vor allem sind sie unfähig, sich selbst zu lieben, weil sie sich ungeliebt fühlen. Sie sind hungrig nach Liebe, ohne zu wissen, wie die innere Leere zu füllen ist. Wenn man also genau hinsieht, kann man erkennen, dass beide Söhne, die auf den ersten Blick so unterschiedlich sind, sich im Grunde ähneln. Beide leiden unter einem unzureichenden Selbstwertgefühl, und beide sind abhängig geblieben. Auch der ältere Sohn sollte ein unabhängiges Selbstwertgefühl entwickeln.

Für den älteren Sohn stellt sich die entscheidende Frage, ob er dem Vater glaubt. Wird er sein Zwangssystem, sich Liebe erarbeiten zu müssen, als krank und gestört verstehen? Wie leicht wird er wohl rückfällig, weil er wieder um die Liebe kämpft? Sein Leben lang hat er ja um diese Scheinsicherheit gerungen.

Die Lösung läge jetzt darin, innezuhalten, die Worte des Vaters zu verstehen und auf sich wirken zu lassen: *All das Meine ist dein – von Anfang an warst du bei mir, und an meiner Liebe zu dir hat es meinerseits nie einen Zweifel gegeben.* Die uneingeschränkte Zuwendung des Vaters müsste hinüberwandern in das Herz des älteren Sohnes, und zwar in einer Weise, dass er sich selbst als wertvoll und daseinsberechtigt begreifen könnte. Erst dann kann er verstehen und spüren, dass er einem Phantom hinterhergelaufen ist. Er braucht nichts zu tun, um wertvoll zu sein, er ist es schon immer gewesen! Auch er müsste umkehren und ein neues Leben beginnen. Die Frage ist, ob er dies versteht? Er ist doch der, der immer alles richtig gemacht hat, der seine Pflicht erfüllte und nie etwas Unrechtes getan hat. Er, der Perfekte, kann doch nicht falsch sein! Voraussichtlich wird es ihm viel schwerer fallen, seinen Irrtum zu erkennen.

Herr T., Sohn suchtkranker Eltern, wuchs im Heim auf. Schon als Kind fühlte er sich minderwertig und versuchte mit aller ihm zur Verfügung stehender Energie, seine Situation zu verbessern. Er entwickelte einen unstillbaren Hunger nach Bestätigung und Lob, der ihn zu immer größeren Leistungen trieb. Herr T. wurde arbeitssüchtig und alkoholabhängig. Während der Therapie erkannte er sein abhängiges Selbstwertgefühl. Viel schwieriger als der Verzicht auf das Suchtmittel war es für ihn, sein exzessives Leistungsverhalten zu korrigieren. Eine radikale Veränderung des Lebensstils war erforderlich. Wenn er nach der stationären Therapie wieder an seinen Arbeitsplatz käme, würden alle erwarten, dass er wieder der »Alte« ist, der sich selbst ausbeutet und den arbeitssüchtigen Modus fortsetzt. Herr T. erkannte, dass dies früher oder später wieder in die Rückfälligkeit führen musste. Er würde wieder Wut und Ärger gegen sich selbst richten, dem Lob und der Anerkennung hinterherlaufen und letztlich nie das Gefühl entwickeln, zu genügen. Herr T. hätte sein eigentliches Problem nicht bewältigt.

Setzt man das Gleichnis vom verlorenen Sohn weiter fort, dann ist es sehr wahrscheinlich, dass der Vater auch seinen älteren Sohn verliert, allerdings auf andere Weise als den jüngeren. Auch er fühlt sich seinem Vater nicht mehr zugehörig, er wird verbittert und hart und hadert mit dem Vater, der so ungerecht zu ihm war. Nicht selten entwickeln diese Menschen Symptome und Krankheiten, die sie zum Innehalten zwingen.

Es ist erstaunlich, wie viele Suchtkranke sich in der inneren Dynamik des jüngeren und des älteren Sohnes wiederfinden. In der Rolle des älteren Sohnes finden sich häufig Angehörige. Sie leisten, helfen, lassen sich ausbeuten, bekommen aber nie das, was sie eigentlich erhoffen. Sie fühlen sich vom Leben betrogen und werden verzweifelt, verbittert, und hart.

Der religiöse Mensch lebt in der Haltung, dass der große Vater im Himmel alle Menschen liebt, sie so akzeptiert wie sie sind. Sünde ist, wenn ein Mensch sich nicht selbst liebt: Er wird böse. Nur auf der Basis der Selbstliebe kann Nächstenliebe überhaupt entwickelt werden. Der innerlich Reiche ist in der Lage, Liebe zu verschenken. Er muss nichts zurückfordern, weil Liebe kein Tauschgeschäft ist.

Für die Anonymen Alkoholiker ist es die höhere Macht, zu der man sich hinwenden kann; etwas Größeres, das auch im eigenen Inneren zu finden ist. Offensichtlich ist es gut, wenn ein innerer Ort vorhanden ist, der Halt und Sicherheit vermittelt. Gott macht unabhängig davon, hinter Liebe herlaufen zu müssen. Gott selbst ist die Liebe, die sich allen Lebewesen zuwendet und sie erfüllt, sofern sie sich darauf einlassen.

Abschließend bleibt die Frage, warum die Mutter im Gleichnis nicht vorkommt. Unübersehbar handelt es sich um ein väterliches Problem, um einen typischen väterlichen Konflikt (hierbei handelt es sich um idealtypische Beschreibungen). Es geht um Anerkennung, Beachtung, Lob und Ansehen. Jeder Mensch möchte von seinem Vater akzeptiert werden, der die Funktion hat zu fördern und das Selbstwertgefühl aufzurichten. Der Vater steht für Durchsetzungsfähigkeit, Zielstrebigkeit, Erfolg, die Fähigkeit, sich zu wehren, Selbstverwirklichung, kurz: er vermittelt die positiven männlichen Tugenden. Die Mutter ist stärker für Versorgung, Liebe und Wärme zuständig. Einen typisch mütterlichen Konflikt hat ein Mensch, der in dem Gefühl lebt, zu wenig körperliche Liebe und Zärtlichkeit erfahren zu haben. Er fühlt sich unterversorgt und läuft der Liebe hinterher, ohne wirklich satt zu werden (siehe hierzu auch das Kapitel über abhängige Beziehungen).

Manchmal haben Patienten typisch väterliche Probleme, so wie sie hier bei der Auseinandersetzung mit dem Gleichnis beschrieben wurden. Manchmal haben sie typische mütterliche Probleme. Nicht selten findet sich eine Mischung aus beidem.

3. Sucht und Persönlichkeitsstruktur

Menschen haben einen unterschiedlichen Charakter. »Den« Suchtkranken gibt es nicht, vielmehr ist jeder anders und ein unverwechselbares Individuum. Eine Suchtkrankheit ist immer ein Hinweis auf tieferliegende Probleme, die auch mit den Eigenheiten eines Menschen zu tun haben.

In der Psychotherapie ist die Rede von Persönlichkeitsstrukturen. Tatsächlich gibt es bei jedem Menschen überdauernde Eigenschaften. Menschen mit einer depressiven Persönlichkeitsstruktur reagieren in vielen Lebenslagen eher depressiv, pessimistisch, ängstlich, machen sich abhängig von anderen, aber sie sind auch weniger egoistisch, kümmern sich um andere und haben ein größeres Verantwortungsgefühl. Andere haben eine zwanghafte Persönlichkeitsstruktur und sind in vieler Hinsicht übergenau, können Unordnung nicht ertragen, wollen alles kontrollieren und übertreiben die Ordnungsliebe nicht selten zum Kummer ihrer Mitmenschen. Die positiven Eigenschaften sind Standhaftigkeit, Verlässlichkeit, Vertrauenswürdigkeit. Hysterische Menschen neigen zu Dramatisierungen, steigern sich schnell in starke Emotionen hinein; sie können sich leicht für etwas begeistern, verlieren aber rasch die Geduld und wenden sich Neuem zu. Sie bringen aber auch Farbe ins Leben, sind begabte Schauspieler und können interessante Unterhalter sein.

Jeder Mensch hat also Eigenschaften, die zu ihm gehören und seine individuelle Struktur ausmachen. Meist findet sich eine Mischung aus verschiedenen Persönlichkeitsstrukturen, die in reiner Form quasi gar nicht vorkommen. Überwiegen jedoch negative Persönlichkeitsmerkmale dauerhaft, massiv und umfassend, sodass die sozialen Kontakte stark beeinträchtigt sind, dann ist die Rede von einer »Persönlichkeitsstörung«. Die Schwierigkeiten treten insbesondere im Kontakt mit anderen auf und haben Krankheitswert. Typisch für Persönlichkeitsstörungen ist, dass die Betroffenen überwiegend der Meinung sind, dass sie selbst in Ordnung, ihre Umgebung, also ihre Mitmenschen, jedoch nicht o. k. sind.

In diesem Kapitel werden die wichtigsten Persönlichkeitsstrukturen beschrieben. Dabei ist zu erkennen, welche typischen Schwierigkeiten für die jeweilige Persönlichkeitsstruktur charakteristisch sind. Darüber hinaus steckt in jeder Persönlichkeitsstruktur auch eine Lernaufgabe. Nur Umlernprozesse können negative, für den Betroffenen schädliche Entwicklungen bremsen und verändern. Im Folgenden handelt es sich um »idealtypische« Beschreibungen. Damit ist gemeint, dass die beschriebenen Persönlichkeiten in der Realität in reiner Form nur selten auftreten. Meistens haben Menschen Anteile von verschieden Persönlichkeitstypen. In der Psychotherapie ist dann die Rede einer »kombinierten Persönlichkeitsstörung«. Häufig anzutreffen ist z. B. eine Mischung aus narzisstischer und abhängiger Persönlichkeitsstörung.

Die abhängige (dependente) Persönlichkeitsstruktur und Sucht[8]

Eine abhängige und eine depressive Persönlichkeit haben viele Gemeinsamkeiten. Beiden fehlt es oft an Durchsetzungskraft, sie können sich nicht genügend abgrenzen, sind demzufolge zu überangepasst und haben meist ein schwaches Selbstwertgefühl. Der Depressive reagiert im Konfliktfall mit depressivem Rückzug, der Abhängige mit verstärkter Anpassung.

Patienten mit einer abhängigen Persönlichkeitsstruktur stellen die größte Gruppe der Suchtkranken in der Therapie. Typische Merkmale der Störung sind dass diese Menschen

- eine übertriebene Anpassungsbereitschaft haben,
- sich leicht ausbeuten lassen,
- nicht selten Mobbingopfer werden,
- schlecht Nein sagen können,
- In einer Opferrolle leben,
- dominante Partner haben,
- schlecht konstruktiv streiten können,
- Ärgergefühle in sich hineinfressen,
- schlecht allein sein können,
- leicht kränkbar sind,
- meist keine eigenen Lebensziele haben,
- erwarten, dass man ihnen sagt, was sie tun sollen,

- sich nur schwer entscheiden können,
- häufig ängstlich und unzufrieden sind,
- sich mit Essen trösten und beruhigen,
- abhängig sind von Lob, etwa durch Vorgesetzte,
- sich gut in andere Menschen einfühlen und deren Bedürfnisse erahnen können,
- kaum Zugang zu ihren eigenen Bedürfnissen haben oder eigene Bedürfnisse denen anderer unterordnen,
- weichen vor Konflikten aus und werten sich deshalb ab.

In der Lebensgeschichte dieser Menschen findet sich meist eine Missbrauchsproblematik. Sie wurden emotional missbraucht, etwa als Partnerersatz, oder mussten bestimmten Erwartungen der Eltern gerecht werden. Sie wurden meist früh für bestimmte Aufgaben in der Familie herangezogen, etwa wenn es darum ging, unliebsame Arbeiten zu erledigen, auf kleinere Geschwister aufzupassen, als Gesprächspartner für den Kummer eines Elternteils dazusein, einen Elternteil zu ersetzen usw. So lernten sie früh, die eigenen Bedürfnisse für andere zu opfern, und entwickelten eine Opferidentität. Sie lernten nur unzureichend, sich zu wehren, »Zähne« zu zeigen und die Ellenbogen zu gebrauchen. Die unausgesprochene Botschaft lautete: *Du bist nur wertvoll und berechtigt zu leben, wenn du viel für andere tust; wenn du so bist, wie wir dich haben wollen.* Oft wählen sie pflegende Berufe, wo sie wie immer viel für andere tun können und eigene Bedürfnisse selbstverständlich einem Ideal opfern.

Die innere Wut darüber, nicht genügend akzeptiert und gleichwertig zu sein, ist oft verdrängt, d. h. sie wird nicht gespürt. Nach außen wirken viele dieser Patienten eher sanftmütig und kontrolliert. Spüren sie jedoch ihre Wut, dann trauen diese Menschen sich nicht, sie zu äußern, sondern sie schlucken sie herunter. Wenn sie jedoch einmal »platzen«, dann häufig an der falschen Stelle, mit anschließenden Schuldgefühlen, weil sie unkontrolliert aus der Rolle gefallen sind. Jetzt wird man sich wieder zusammenreißen, man ist wieder überangepasst und schluckt seinen Ärger hinunter – ein typischer Teufelskreis.

Die Funktion des Suchtmittels

Das Suchtmittel hat hier die Funktion, innere Defizite auszugleichen. Wer Ärger in sich hineinfrisst, fühlt sich nicht wohl in seiner Haut. Er steht unter Spannung, und Alkohol ist ein Mittel, das besänftigt, beruhigt und gleichgültig werden lässt. Der Frust wird heruntergespült: Ärger über den Partner, der so dominant ist, die Kinder, die undankbar sind, den Vorgesetzten, der zu hohe Erwartungen hat und keinen Dank für die Leistung zollt usw.

Ein problematischer Bereich sind die zahlreichen Ängste, die eine abhängige Persönlichkeit kennzeichnen. Da ist die Angst zu versagen, angegriffen zu werden, sich nicht wehren zu können usw. In der ersten Phase wirkt das Suchtmittel angstlösend und beruhigend. Mitunter ist es möglich – z. B. mit Hilfe von Alkohol –, sich Mut anzutrinken und Dinge zu tun, die man sich ohne Suchtmittel nicht trauen würde.

Die Unfähigkeit, eigene Bedürfnisse zu befriedigen, verursacht Frustration, Sinnlosigkeit, Wut und Neid. Auch diese Gefühle werden mit Hilfe des Suchtmittels betäubt. Hier ist das Suchtmittel Ersatz für entgangene Befriedigungen. Zunehmend wird nur noch der Suchtmittelkonsum als Möglichkeit zu Erleichterung oder Trost erlebt.

Wie wird ein Patient mit einer abhängigen Persönlichkeit krankheitseinsichtig?

Die Einsicht, wirklich suchtkrank zu sein, ist für jeden Menschen schwer und immer eine große Herausforderung. Menschen mit einer abhängigen Persönlichkeit sind jedoch vergleichbar eher bereit, ihr Fehlverhalten einzusehen. Sie haben schon immer leicht Schuldgefühle entwickelt und möchten im Grunde nicht auffallen oder Ärger machen. So geloben sie Besserung und wollen sich anpassen, ohne die Fähigkeit zu besitzen, abstinent zu werden. Die Krankheitseinsicht wird meist erst nach mehreren Rückfällen erarbeitet. Oberflächlich betrachtet wird auch eine gewisse Krankheitsakzeptanz erreicht, die jedoch, wie sich zeigen wird, zunächst brüchig ist.

Im Therapieprozess zeigen sich diese Patienten angepasst. Sie verhalten sich zunächst wie gewohnt: *Sie versuchen, es allen recht zu machen.* Sie glauben: *Wenn ich alles richtig mache und den Erwartungen der anderen gerecht werde, ist das Therapie.* In der Therapiegruppe übernehmen sie sofort die unliebsamen Arbeiten, halten schlecht aus, kritisiert zu werden, können kaum Ärger formulieren und sind bemüht, möglichst unauffällig zu bleiben. Manchmal erscheint es, als hätten sie eine Tarnkappe auf, die sie unsichtbar macht. Es besteht die Gefahr, dass man sie übersieht. Eine andere Gefahr ist jedoch noch größer, nämlich dass sie mit ihrem angepassten und erwünschten Verhalten Therapiefortschritte suggerieren. Sie sind die motivierten Patienten, die sich auch für andere und für die Therapiegruppe engagieren usw. Therapiefortschritte sind jedoch nur echt, wenn es auch um die blockierte Wut geht. Angepasstes Verhalten müssen diese Patienten gar nicht erst lernen, da sie es sowieso schon im Übermaß praktizieren.

Die Auflösung der Wutblockaden ist schwierig, da sich diese bereits früh im Leben gebildet haben. Der wirkliche Fortschritt besteht für diese Patienten darin, sich mit den eigenen Ängsten zu konfrontieren, sich kritisch zu äußern, konfliktfähig zu werden, sich abzugrenzen, den eigenen Standpunkt zu vertreten usw. Hilfreich ist in aller Regel Körpertherapie, bei der mit Hilfe von Übungen die blockierte Energie befreit wird.

Eine weitere Hürde ist die Fähigkeit dieser Patienten, quasi einen siebten Sinn für die Erwartungen anderer zu haben und diesen auch gerecht werden zu können. Auch Therapeuten laufen Gefahr, sich blenden zu lassen.

Typische Wege in die Rückfälligkeit

Der klassische Weg in die Rückfälligkeit besteht darin, dass diese Patienten sich wieder viel zu sehr an die Erwartungen anderer anpassen, da dies für sie der vermeintlich leichtere Weg ist. Sie werden zunächst verhaltensrückfällig und geraten in die typischen hoffnungslosen Beziehungsmuster in der Familie oder am Arbeitsplatz.

Die blockierte Energie verursacht früher oder später starke Miss-empfindungen, die wiederum mit Suchtmitteln bekämpft werden.

Ein weiteres Risiko besteht darin, dass diese Patienten auf nicht stoffgebundene Süchte »umsteigen«. Hier sind insbesondere Essen und Arbeiten als Ersatz zu nennen. (Siehe hierzu auch das Kapitel über nicht stoffgebundene Süchte, S. 125 ff.). Früher oder später wird auch wieder eine chemische Substanz konsumiert, weil die Situation immer unerträglicher wird. In Wirklichkeit ist man aber schon viel früher rückfällig.

Oft sind diese Patienten bereit, alles über ihre persönlichen Schwierigkeiten in Erfahrung zu bringen, setzen die Erkenntnisse jedoch nicht in konkrete Verhaltensänderungen um. Beispielsweise ist eigentlich klar, dass es nicht gut ist, in die alte Lebenssituation zurückzukehren, doch es fehlt der Mut, etwas zu ändern. So bleibt man lieber im bequemen Elend, etwa bei der dominanten Mutter, dem trinkenden Partner, dem arroganten Chef usw. Hier haben sich die Betroffenen ein »Erklärsystem« konstruiert, mit dem sie sich die Realität schönreden oder rechtfertigen, warum sie sich nicht ändern können oder müssen. Zum Rückfall kommt es oft aus Rache für die erlebten Kränkungen und Demütigungen. Er ist auch folgerichtig, weil die Seele so auf unerträgliche Zustände aufmerksam macht. Rückfälle tragen immer eine Botschaft in sich, die es zu verstehen gilt (siehe hierzu auch den Abschnitt »Die Bearbeitung eines Rückfalls« in Kapitel 8, S. 141 ff.).

Chancen und positive Entwicklungen

Patienten, die ihre Suchtkrankheit als Abhängigkeitserkrankung verstanden haben, arbeiten mit großer Motivation an ihrer persön-lichen Entwicklung. Sie wollen selbstverantwortlich werden und ihr Selbstwertgefühl vom Ballast der falschen Programmierung be-freien. Sie folgen dem Muster: *Wo die Angst ist, ist auch der Weg.* Sie betrachten die bevorstehenden Lernaufgaben nicht mehr als not-wendiges Übel, sondern als Weg in ein neues Leben. Rückfälle in alte destruktive Handlungen sind als normal anzusehen, und aus einem Rückfall kann auch ein »Vorfall« werden. Mit »Vor-Fall« – im Un-terschied zu »Rück-Fall« – ist gemeint, dass die Patienten sich konstruktiv verändern: z. B. Ärger oder Bedürfnisse direkt äußern, sich abgrenzen, eigene Lebensziele und Interessen erarbeiten. Das Einüben der neuen Verhaltensweisen ist immer mit der Überwindung von Ängsten verbunden und findet in kleinen Schritten statt. Die Bearbeitung der Biografie führt an die »Wutblockaden«, die früh entstanden sind. Der Weg in eine größere Autonomie und Unabhängigkeit will in kleinen Schritten geübt werden.

Die narzisstische Persönlichkeitsstruktur und Sucht

Die zweithäufigste Persönlichkeitsstruktur, die bei Suchtkranken anzutreffen ist, ist die narzisstische Persönlichkeitsstruktur. Nicht selten findet sich auch eine Mischung aus narzisstischer und abhängiger Persönlichkeit. Im Folgenden wird die narzisstische Persönlichkeit beschrieben, die Betroffene, wenn sie sich mit ihrer Suchtkrankheit auseinandersetzen, vor besonders schwierige Aufgaben stellt.[9]

Zunächst fällt das nach außen demonstrierte übersteigerte Selbstwertgefühl auf. Diese Menschen wirken außerordentlich selbstsicher. Hinter einer perfekten, mitunter grandiosen Fassade findet sich jedoch ein brüchiges Selbst; hier ist ein Verzweifelter, der voller Selbsthass und mit Groll auf sich und die Welt in großer Unzufriedenheit lebt.

Im Konfliktfall reagiert der Narzisst mit Kampf, Aggression und Rechtfertigung. Sein innerstes Problem ist mangelnde Selbstliebe. Auch wenn diese Personen nach außen sehr selbstverliebt, egoistisch und ichbezogen wirken, überspielen sie gerade mit diesem Verhalten ihre Unfähigkeit, sich selbst wirklich zu lieben. Narzissmus bedeutet »Selbstliebe«, wovon jeder ein gesundes Maß benötigt. Wird fehlende Selbstliebe durch aufgesetztes, unechtes Verhalten und ein zur Schau gestelltes übertriebenes Selbstwertgefühl ersetzt, ist die Rede vom pathologischen (krankhaften) Narzissmus. Der narzisstisch gestörte Mensch empfindet also wenig echte Selbstliebe, und dieser Mangel bringt ihn dazu, sich selbst und andere leiden zu lassen. Dabei glaubt er, dass er richtig sei und die anderen falsch, d. h. die Persönlichkeitsstörung ist »ichsynton«. Sein Ansehen und sein Ruf sind ihm immer ausgesprochen wichtig. Durch das Überspielen der inneren Not entwickelt sich ein »falsches Selbst«; was bedeutet, dass diese Menschen merkwürdig unecht sind. Sie tragen eine Maske, wirken irgendwie starr und kalt.

Im Beruf sind sie nicht selten sehr erfolgreich, da sie mit großer Energie nach Macht und Ansehen streben. Bei genauerem Hinsehen wird jedoch deutlich, dass sie stets ihre eigenen egoistischen Ziele verfolgen, weniger die Ziele des Unternehmens, wenn diese nicht mit den eigenen vereinbar sind. Innerlich halten sie sich oft für etwas Besonderes, glauben etwa immer, eine bevorzugte Behandlung erfahren zu müssen. Erfolge werden zwar mit großer Energie und mitunter rücksichtslos angestrebt, können jedoch nicht wirklich genossen werden, und so treiben sie sich immer weiter an, zu neuen Triumphen. Innerlich sind sie mit starken Neidgefühlen beschäftigt, da sie ständig den Eindruck haben, dass es anderen besser geht. Manchmal glauben sie aber auch, dass andere neidisch auf sie sind. Das dominierende Grundgefühl ist Wut z. B. die Wut,

- zu kurz zu kommen,
- nicht genügend geliebt zu werden,
- nicht genügend Wertschätzung zu erfahren,
- über das Versagen anderer,
- über Ungerechtigkeit,
- suchtkrank zu sein.

Typisch ist die Unfähigkeit, mit Kränkungen umzugehen. Das schwache Selbstwertgefühl reagiert stark auf jede noch so geringe Kritik. Wut- und Hassgefühle sind die Folge. Während Gefühle wie Trauer, Angst, aber auch Freude wenig gezeigt werden, ist im Fall einer Kränkung mit starker Wut, eventuell auch mit Rache zu rechnen. Meist haben die Mitmenschen gelernt, sich auf diese Wutausbrüche einzustellen bzw. diese möglichst mittels angepassten Verhaltens zu vermeiden. Aus diesem Grund findet sich in Partnerschaften häufig ein narzisstisch und ein abhängig strukturierter Partner.

Die Kindheit wurde meist in einem kalten, aber fordernden Erziehungsmilieu verbracht. So wurde nicht genügend elterliche Liebe erfahren. Kinder werden von ihren Eltern »gespiegelt.« Damit ist gemeint, dass sie Botschaften empfangen, z. B. *Ich liebe dich. Du bist mir wichtig. Ich halte zu dir.* Leider sind manche Spiegelungen nicht positiv für die seelische Entwicklung: *Du genügst mir nicht. Du könntest besser sein. Ich habe gewusst, dass du ein Versager bist...* Oft wurden harte Forderungen gestellt, und die Liebe eines Elternteils blieb unerreichbar. In der Verzweiflung des Ungeliebtseins entwickelt sich dann der narzisstische Modus, und zwar nach dem Muster: *Wenn ich nicht genügend Liebe bekomme, dann werde ich mich am »eigenen Schopf« aus dem Sumpf ziehen. Ich brauche niemanden, ich werde es alleine schaffen.* Diese Menschen wirken oft so, als trügen sie eine kugelsichere Weste, die vor Verletzungen schützen soll.

Das Grimm'sche Märchen *Der Eisenofen* spiegelt die narzisstische Persönlichkeit wider. Hier wird ein Prinz von einer bösen Hexe verwünscht, sodass er im Wald in einem Eisenofen sitzen muss. Der Eisenofen bietet Schutz vor großer Verletzlichkeit; gleichzeitig symbolisiert er das innere Gefängnis, in dem sich diese Menschen befinden.

Auch wenn es auf den ersten Blick nicht so erscheint, ist die Not groß; mit großer Energie versuchen diese Menschen, die innere Wunde des Ungeliebtseins zu schließen. Das, was die Eltern, insbesondere die Mutter, nicht geben konnte, soll nun der Partner ausgleichen: Der Traum von der idealen Liebe ist so ein Versuch der Selbstheilung. Doch dieser wird sich nicht erfüllen, da nur eine sehr eingeschränkte Beziehungsfähigkeit vorhanden ist. Die narzisstische Persönlichkeitsstörung ist dadurch gekennzeichnet, dass Betroffene nur unzureichende Fähigkeiten besitzen, sich in andere einzufühlen, ihre Emotionen und Bedürfnisse wahrzunehmen. Eine echte partnerschaftliche Liebe kann es zunächst nicht geben. Beziehungen werden für die eigenen Bedürfnisse missbraucht und sind daher nur so lange interessant, wie sie nützlich sind.

Oft von Beziehungen und Partnern enttäuscht, die den hohen

Erwartungen nicht gerecht werden konnten und deswegen auch scharfe Abwertung erfahren mussten, bleibt nur noch die Karriere, die Sucht nach Bewunderung und grandiosen Erfolgen. Aber auch die größten Triumphe und Siege können das Problem der mangelnden Selbstliebe nicht heilen. Die Sucht nach Lob, Bestätigung und Erfolg führt oft zu einem Kontrollverlust über das Arbeitsverhalten und führt in die Arbeitssucht.

Die Funktion des Suchtmittels

Neben exzessivem Arbeiten, mit dessen Hilfe das mangelnde Selbstwertgefühl stabilisiert werden soll, setzen die Betroffenen vor allem Alkohol als »Problemlöser« ein. Auch der Konsum von Kokain ist häufig, da diese Droge die narzisstischen Defizite scheinbar kompensiert. Darüber hinaus wird gegebenenfalls alles konsumiert, was Gefühle positiv stimuliert, z. B. Amphetamine (Aufputschmittel), Cannabis, Ectasy u. Ä.

Dabei haben Suchtmittel im Wesentlichen drei Aufgaben:

- Der innere Groll soll besänftigt werden
  Unzufriedenheit mit sich selbst und den Mitmenschen ist bei diesen Patienten ein chronisches Problem. Suchtmittel wirken hier zunächst dämpfend, können jedoch auch zu unkontrollierten Wutausbrüchen führen, die sich im sozialen Umfeld zerstörerisch auswirken, und auch eine reale Gefahr für die Familie bedeuten.
- Größenfantasien sollen gefördert werden
  Um der grauen Realität und der inneren Unfreiheit zu entkommen, wird die Droge zur Stimulation von Größenfantasien eingesetzt. Tagträume von grenzenloser Liebe, Macht und Erfolg sind Flucht in eine Scheinwelt.
- Kränkungen sollen besser ertragen werden
  Wie schon weiter oben beschrieben ist die Fähigkeit, Frustrationen, Niederlagen und Kränkungen zu ertragen, mangelhaft ausgebildet. Die Droge soll diese schmerzhaften Gefühle betäuben.

Wie wird ein Patient mit einer narzisstischen Persönlichkeitsstörung krankheitseinsichtig?

Suchtkrank zu sein ist zunächst eine massive Kränkung des Selbstwertgefühls. Patienten mit einer narzisstischen Persönlichkeitsstörung haben meist größte Probleme, die Krankheit zu akzeptieren. Da sie ein übersteigertes Selbstbild haben, kann die Krankheit zunächst nicht akzeptiert werden. Generell wird alles, was einen selbst an der eigenen Person nicht gefällt, verleugnet, bagatellisiert, beschönigt und verharmlost, so auch die Exzesse, Niederlagen und Auffälligkeiten im Zusammenhang mit der Sucht. Nach dem Motto *»Es kann nicht sein, was nicht sein darf«* dauert es meist lange, bis die Einsicht reift, dass es keine Hintertür mehr gibt, durch die man sich fortstehlen könnte. Rückfälle sind daher oft vor dem Hintergrund zu sehen, dass die Suchtkrankheit nicht akzeptiert wurde und man beweisen wollte, dass ein kontrollierter Umgang mit der Droge möglich ist. Auch nach längeren Zeiten der Abstinenz bleibt die Tatsache, suchtkrank zu sein, ein furchtbares Stigma, welches der Betroffene beseitigen möchte.

Typische Probleme während einer Therapie

Ein großes Problem stellt sich bereits am Anfang einer Therapie, da es diesen Patienten schwer fällt, sich auf die Patientenrolle einzulassen. Nach der Devise *»Ich brauche nichts, da ich alles allein kann. Mir kann sowieso niemand das Wasser reichen«* können sie Hilfe schlecht annehmen. Sie zeigen sich arrogant, überheblich und nicht selten den Mitpatienten gegenüber aggressiv und ablehnend. Besonders unerfahrene Therapeuten werden hart attackiert und abgewertet. Leicht werden sie in unproduktive Machkämpfe verstrickt. Insgesamt fällt es den Betroffenen schwer, die Suchtkrankheit zu akzeptieren. Auch Kritik an der eigenen Person wird nicht zugelassen, während sie andererseits scharfe Kritiker sind, wenn es um die Fehler anderer geht.

Die Fähigkeit, sich den Erwartungen anderer anzupassen, um auf diese Weise die eigenen Bedürfnisse nach Zuspruch und Anerkennung zu befriedigen, ist meist überdurchschnittlich ausgeprägt. Mit anderen Worten: Das *So-tun-als-Ob* ist das Problem. Als ob man ein

guter Patient sei, als ob man vor dem Suchtmittel kapituliert habe ...
Dabei ist es manchmal für den Patienten schwer, sich selbst zu
trauen. *Meine ich es diesmal wirklich ernst?* Das unechte und falsche Selbst suggeriert Therapiefortschritte, die nicht wirklich tragen.

Psychotherapie bedeutet vor allem, Trauer möglich zu machen:
Trauer über die eigene Entwicklung, über die Tatsache, suchtkrank
geworden zu sein usw. Patienten mit einer narzisstischen Persönlichkeitsstörung spüren vorwiegend Wut auf sich und auf die Bedingungen, in denen sie leben mussten und müssen. Der Zugang zu
Trauergefühlen scheint zunächst blockiert. Daher entwickeln sie
leicht die Meinung, dass Therapie keinen Erfolg habe. Sie empfinden
ihre Therapiebedürftigkeit als Abwertung ihrer Person, und so treten sie tatsächlich auf der Stelle. Es ist daher viel gewonnen, wenn
diese Verzweiflung geäußert wird und die Unfähigkeit zu trauern
bearbeitet werden kann.

Typische Wege in die Rückfälligkeit

Narzisstischen Patienten fällt es also schwer zu akzeptieren, dass sie
suchtkrank sind, da dies nicht zu ihrem übersteigerten Selbstbild
passt. Rückfälle aus Mangel an Krankheitsakzeptanz sind daher
häufig. Die berühmte Hintertür wird zum Verhängnis, da man nicht
akzeptieren kann, dass die Droge stärker als man selbst ist.

Eine weitere Gefahr ist die Selbstüberschätzung. Vor allem kurz
nach einer Entwöhnungsbehandlung werden die Patienten rückfällig, weil sie sich in übergroßer Sicherheit wähnen. Sie realisieren
nicht, dass ihre Fähigkeit, Konflikte zu lösen, Frustrationen zu ertragen und Verstimmungen auszuhalten, noch nicht stabil genug ist.
Auch geringe Kalamitäten führen zu Rückfällen.

Die Fähigkeit der Betroffenen, Kränkungen zu ertragen, ist mangelhaft ausgeprägt, und Zurückweisungen und Demütigungen verursachen starke Wutgefühle. Werden Menschen mit einer nazistischen
Persönlichkeitsstörung etwa vom Partner verlassen, ist Rückfälligkeit fast unausweichlich. Die Alternative ist hier nur, über den eigenen Schatten zu springen und Hilfe zu suchen.

Menschen, die an einer narzisstischen Persönlichkeitsstörung leiden, sind unglücklich und lassen auch andere leiden. Im Grunde zwingt die Suchtkrankheit sie zur Auseinandersetzung mit sich selbst sowie zu Nachreifungsprozessen. Die Krankheit sollte daher als Chance verstanden werden, die wahren Probleme zu erkennen.

Der erste Schritt ist eine gründliche Aufklärung über die Störung. Ziel ist der Erwerb der Fähigkeit zu echter Trauerarbeit. Vor allem sind die dominierenden Wutgefühle zu bearbeiten. Hilfreich kann die Hinwendung zu spirituellen Themen und Inhalten sein.

Der Lohn für die Arbeit an der eigenen Person in der Therapie – die mindestens zwei Jahre dauert – ist die Beziehungsfähigkeit. Schließlich können auch alle Gefühle akzeptiert werden und der Betroffene wird echter. Die Entwicklung vom falschen zum echten Selbst wird möglich, wobei jedoch Rückfälle in alte Verhaltensweisen voraussichtlich nicht zu vermeiden sind.

Die Borderline-Persönlichkeitsstruktur und Sucht

Eine weitere Persönlichkeitsstörung, die häufig zur Sucht führt, ist die Borderline-Störung: Menschen, die immer bis an die Grenze gehen, die das Extreme suchen, die nur »Schwarz oder Weiß« zu kennen scheinen, »Alles oder Nichts«! Borderliner ist am ehesten mit Grenzgänger zu übersetzen. Die Betroffenen finden in sich selbst keinen sicheren Halt und sind daher gezwungen, ständig für Unruhe zu sorgen, etwa in extremen Beziehungen, die chaotisch und chronisch instabil sind. Der Partner wird entweder idealisiert oder entwertet. In diesem Zusammenhang spricht man von stabil instabilen Beziehungen: Das einzig Stabile ist das Instabile. In vielen Lebensbereichen sind diese Menschen exzessiv, etwa beim Geldausgeben, Autofahren, Umgang mit Suchtmitteln und im Bereich der Sexualität. Verlassenwerden oder Alleinsein werden schwer ertragen. Ein weiteres Kennzeichen sind kaum zu ertragende Gefühle von Leere und Langeweile, die zu exzessivem Verhalten antreiben. Suiziddrohungen und Suizidversuche sind typisch für Borderline-Patienten, ebenso Selbstverletzungen (sog. Schnippeln). Die Selbstwahrnehmung ist gestört, sodass die Betroffene sich fragen, wer sie eigentlich sind. In extremen Belastungssituationen kann es zu wahnhaften Episoden kommen, die meist jedoch nicht lange andauern.

Die lebensgeschichtlichen Hintergründe

Bei der Entwicklung der Persönlichkeit sind die Gene immer von großer Bedeutung. Die Erbanlage bestimmt also den Charakter eines Menschen maßgeblich mit. Die Kindheit von Menschen mit einer Borderline-Störung war meist chaotisch. Die Mutter-Kind-Beziehung war früh gestört, sodass das Kind kein stabiles Urvertrauen entwickeln konnte. Der Mangel an haltgebender elterlicher Liebe führt zu archaischen Ängsten und starken Wutgefühlen.

Ein Fallbeispiel:

Herr T. wurde als Kind von der suchtkranken Mutter abgelehnt. Als seine Eltern sich trennten, kam er zu den Großeltern, die beide ebenfalls suchtkrank waren. Sie versorgten ihn oberflächlich, wobei er vor allem mit materiellen Mitteln ruhig gestellt wurde. Täglich gab der Großvater ihm Geld, damit er sich kleine Wünsche erfüllen konnte. Bereits mit zehn Jahren suchte er die Gesellschaft älterer Jugendlicher und begann Bier zu trinken. In der Schule kam es zu Verhaltensauffälligkeiten, weil er keinerlei Autorität akzeptierte, sondern stets nur seine eigene unmittelbare Bedürfnisbefriedigung verfolgte. Er verweigerte die Leistung und wurde ohne Abschluss aus der Schule entlassen.

Sein leiblicher Vater, der zwischenzeitlich eine neue Familie gegründet hatte, versuchte, ihn in die Familie zu integrieren. Herr T. zeigte sich jedoch der Stiefmutter gegenüber aggressiv und ablehnend. Fast permanent suchte er Streit, sodass bald die Entscheidung getroffen werden musste, ihn in einem Heim für schwer erziehbare Jugendliche unterzubringen.

Alles, was Herr T. machte, geschah auf exzessive Weise. Er trank exzessiv Alkohol, und wenn er Sport trieb, geschah dies ebenso exzessiv, wie wenn er arbeitete. Maßlos war er auch in seiner sexuellen Gier. Insgesamt zeigte er sich selbst gegenüber eine große Rücksichtslosigkeit. Er suchte gefährliche Situationen, als betreibe er seine Selbstvernichtung.

Bei Herrn T. wird deutlich, dass er mit allen möglichen Mitteln versuchte, seinen inneren Hunger nach Zuneigung und Anerkennung zu befriedigen. Er war voller Hass: auf seine Eltern und besonders auf seine Mutter, die ihn verstoßen hatte. Letztlich richtete er seine Wut dann gegen sich selbst.

Die Funktion des Suchtmittels

Wie vieles andere geschieht auch der Suchtmittelkonsum exzessiv. Bevorzugt werden Drogen, die eine beruhigende, angstlösende und entspannende Wirkung haben. LSD kann dabei die Borderline-Dynamik verstärken und zu negativen Reaktionen (bad trips) führen. Meist werden verschiedene Drogen konsumiert (polyvalente Abhängigkeit). Ängste und Wutgefühle sowie Leere und Langeweile sollen mit Hilfe von Alkohol und Drogen gedämpft werden. Da diese Patienten unter starken Stimmungsschwankungen leiden, ist der Suchtmittelkonsum insgesamt als Versuch zu verstehen, die persönliche Situation erträglicher zu machen. Nicht selten findet sich ein sehr rücksichtsloser Konsum, bei dem auch körperliche Folgeschäden bewusst in Kauf genommen werden oder der in suizidaler Absicht geschieht.

Wie wird ein Patient mit einer Borderline-Störung krankheitseinsichtig?

Viele Borderliner finden meist bald zu einer oberflächlichen Krankheitseinsicht. Zu offensichtlich sind die Exzesse, als dass man sie leugnen könnte. Da sie sich selbst gegenüber rücksichtslos sind, können sie die Suchtkrankheit ohne große Schamgefühle akzeptieren. Sie reden offen über erschreckende Vorfälle und Vergehen. Manchmal hat die Einsicht jedoch wenig Bedeutung, man glaubt sowieso nicht, abstinent bleiben zu können. Zu vielfältig sind die sozialen und vor allem emotionalen Schwierigkeiten.

So wie es immer nur Schwarz oder Weiß gibt, gelingt es den Betroffenen, nach diesem radikalen Muster mitunter über einen mehr oder weniger langen Zeitraum strikte Abstinenz einzuhalten. Eine stabilere, tiefere Krankheitseinsicht wird meist erst nach mehreren Entwöhnungsbehandlungen erreicht, Ausnahmen sind eher selten. Die starke Tendenz, immer an die Grenze gehen zu müssen, findet sich in allen Lebensbereichen. Das bekannte »Umsteigen« von einem Suchtmittel auf ein anderes ist häufig anzutreffen: Exzessives Essen, Arbeiten, Sporttreiben, Musikhören, Computerspielen etc. sind »Ersatzdrogen«, die zunächst weniger zerstörerisch wirken, auf Dauer jedoch einen erneuten Drogenkonsum wahrscheinlich machen, da die Betroffenen nicht wirklich abstinent sind.

Typische Probleme während einer Therapie

Vor dem Hintergrund der Schwere der Störung ist zunächst eine stationäre Therapie angemessen. Der Beginn der Behandlung ist für diese Patienten besonders schwierig. Sie haben Angst, ihre Unabhängigkeit aufzugeben und kontrolliert zu werden. Sie haben große Probleme, sich anzupassen und an Regeln zu halten, die für das Zusammenleben in einer Gemeinschaft unverzichtbar sind. Sie verbreiten Chaos und bringen einen Teil der Mitpatienten gegen sich auf, d. h. sie spalten in »gut und böse«: *Bist du für mich oder gegen mich?* Auch die Therapeuten werden einem besonderen »Test« unterzogen, nämlich ob sie sich belastbar zeigen und der Borderline-Dynamik mit der notwendigen Ruhe und Konsequenz begegnen können. Borderliner provozieren und demonstrieren, dass sie machen, was sie wollen. Ihre Stimmung kann leicht umschlagen, und die Neigung zu unüberlegtem, spontanem Handeln ist unübersehbar. Sie stehen unter einer starken inneren Anspannung, die sie immer wieder zum chaotischen Verhalten veranlasst. Sie drohen mit Therapieabbruch, Selbstverletzungen oder auch Suizid und verursachen eventuell ständig Krisen.

Erst wenn Borderliner bereit sind, ihre »Trickkiste« zu schließen und sich auf ernsthafte Gespräche einzulassen, ist eine Behandlung möglich. Der erste Schritt ist auch hier eine gründliche Aufklärung über die Persönlichkeitsstörung.

Typische Wege in die Rückfälligkeit

Das größte Problem von Borderlinern ist ihre Impulsivität, die zu spontanen Rückfällen führt. Schon geringe Frustrationen lösen starke Gefühle wie Hass oder Wut aus, die zu »*Alles ist sowieso egal*« führen. Krisen in Beziehungen sind typische Auslöser, ebenso der Kontakt mit der »Szene«: Verführungssituationen durch andere Konsumenten sind zu Beginn einer Abstinenzphase typische Rückfallursachen. Mitunter mangelt es den Betroffenen an der Fähigkeit zu »antizipieren«. Dies ist der Fachbegriff für vorausschauendes Erkennen, welche Folgen ein bestimmtes Verhalten, etwa ein Rückfall, nach sich zieht.

Die Vorsorge, Rückfälle möglichst auszuschließen, geht daher in die Richtung, möglichst für ein stabiles soziales Umfeld zu sorgen. Dies ist z. B. in einer Übergangseinrichtung möglich, wo schrittweise eine eigenständige Lebensweise eingeübt wird. Nach der Entlassung ist der kontinuierliche Kontakt zu Nachsorge und Selbsthilfe sehr wichtig. Für manche dieser Patienten ist es daher richtig, nach der stationären Therapie zunächst täglich eine Selbsthilfegruppe zu besuchen.

Chancen und positive Entwicklungen

Da es sich um eine schwere Störung handelt, sind Fortschritte nur mit großer Anstrengung zu erreichen. Vor allem ist es wichtig, dem Leben Struktur zu geben. Geordnete Tagesabläufe und das Einhalten von Regeln sind notwendig, da sich so auch das innere Chaos beeinflussen lässt. Partnerschaften mit einer gewissen Distanz (etwa getrennte Wohnungen) gelingen meist besser. Wenn Borderliner beginnen, die Welt als bunt und nicht nur »schwarz oder weiß« zu sehen, ist viel erreicht. Mit zunehmendem Alter werden die Symptome meist milder. Ein Patient formulierte: »Die Energie, die ich bisher zu meiner Selbstzerstörung verwandte, setze ich nun zu meinem Nutzen ein.«

Die hysterische Persönlichkeitsstruktur und Sucht

Relativ häufig findet sich bei Suchtkranken eine hysterische Persönlichkeitsstörung.[10] Auch bei dieser Störung handelt es sich um eine »ich-syntone Störung«, d. h. die Betroffenen glauben, sie selbst seien in Ordnung, die anderen aber nicht. »*Wenn die Welt doch gerechter, liebenswürdiger, nachsichtiger, verständnisvoller und mitfühlender wäre, ginge es mir besser!*«, lautet die Annahme von Hysterikern.

Das Hysterische ist so alt wie die Menschheit. Hysterie macht die Welt bunter und betont das Emotionale. Oft ist der Kontakt mit diesen Menschen interessant, lustig und unterhaltsam, denn bei ihnen ist immer »etwas los«. Hysterie betrifft keineswegs nur Frauen – vielmehr werden Männer viel zu selten als hysterisch diagnostiziert. Bei ihnen greift man lieber zu anderen Diagnosen, was aber ein Fehler ist.

Zunächst fällt die anspruchsvolle Haltung auf, sowie die Ansicht, häufig Opfer widriger Umstände zu sein. Damit ähneln sie den narzisstisch Gestörten. Anders als diese verlieren Hysteriker jedoch leicht die Kontrolle über ihre Gefühle. Sie neigen zu Dramatisierungen und Inszenierungen. Sie sind perfekte Schauspieler, die zu theatralischem Verhalten neigen und sich selbst und anderen gerne etwas vorspielen. Großen Wert legen sie auf die eigene Person – etwa was das Erscheinungsbild betrifft – und sehen sich gerne im Zentrum der Aufmerksamkeit. So wechselte etwa eine Patientin fünfmal am Tag die Kleidung, ohne besonderen Grund. Wo es um Selbstdarstellung geht, ist der Hang zum Perfektionismus besonders stark ausgeprägt. Der eigene Körper ist nie schön genug, die persönliche Wirkung nicht genügend makellos. Man ist nicht genügend intelligent, reich, schlagfertig usw. Viel Energie geht so verloren, auch für konstruktive Ziele. So können die Betroffenen sich schlecht entscheiden, weil dies bedeuten würde, sich festzulegen und mit den entsprechenden Konsequenzen zu leben, eventuell auch mit unangenehmen. Und genau dies ließe sich doch vermeiden? Hysteriker reagieren auf äußere Veränderungen entweder mit starker Angst oder Wut, eventuell auch mit großer Freude. Häufig zeigen sie egoistisches Verhalten, weil sie sich ganz selbstverständlich nur um die unmittelbare

Befriedigung ihrer Bedürfnisse kümmern. So fallen sie anderen leicht ins Wort, sind ungeduldig und drängeln sich vor. Regeln scheinen für sie nicht zu gelten. Häufig zeigen sie sich verführerisch (sexy), um von anderen bewundert und gemocht zu werden. Hysteriker haben mitunter wenig Einfühlungsvermögen für andere oder zeigen ihr Mitgefühl übertrieben (unecht). Sie sind leicht verführbar (suggestibel) für sich und andere.

Hysteriker tun viel dafür, im Mittelpunkt der Aufmerksamkeit zu stehen, und haben gleichzeitig große Angst vor Zurückweisung. Diese erfahren sie allerdings häufig, da man sie aufgrund ihrer mitunter aufdringlichen Verhaltensweisen gerne wieder loswerden möchte. Ihre Sprache ist blumig, bunt, theatralisch. Man hat manchmal den Eindruck, dass sie sich nur »entleeren« möchten, um inneren Druck abzubauen, und weniger, dass sie an einem echten Gespräch interessiert sind. So können sie schlecht zuhören, und alles dreht sich meist nur um ihre eigenen Themen.

Auffällig ist die verwöhnte Haltung in fast allen Lebensbereichen. Hysteriker haben eine starke Neigung, sich auf kindliche Weise von anderen Personen abhängig zu machen und diese auf die eigenen Bedürfnisse zu fixieren: Dabei geben sie allerdings nicht den Anspruch auf, selbst unabhängig sein zu wollen und tun und lassen zu können, was ihnen beliebt. Besonders die Partner haben die Aufgabe, für Problemfreiheit zu sorgen, manchmal auch die Eltern. So entsteht ein falsches Bild von Liebe und Partnerschaft. Der Partner ist »Beruhiger« für die vielen Ängste und Zweifel. Dauert die Beziehung an, geraten die Partner in eine typische Co-Abhängigkeit. Sie werden z. B. dafür verantwortlich gemacht, dass es dem Betroffenen nicht gut geht.

Insgesamt handelt es sich bei Hysterikern um emotional labile Persönlichkeiten, die zu oberflächlichen Gefühlen, zu starken Gefühlsschwankungen sowie launischem Verhalten neigen. Dabei müssen nicht alle Kriterien erfüllt sein. Wenn aber viele dieser aufgeführten Merkmale dauerhaft und umfassend das Leben bestimmen, ist die Rede von einer hysterischen (oder histrionischen) Persönlichkeitsstörung.

Die Funktion des Suchtmittels

Hysteriker entwickeln häufig wechselnde Symptome: Ängste, Panik, Verstimmungen, Schmerzen, usw. Suchtmittel werden häufig zur Stabilisierung der labilen Psyche eingesetzt, aber auch gegen Wut und Trotzgefühle, wenn sich die Dinge nicht nach den eigenen Bedürfnissen entwickeln. Mitunter werden Rückfälle inszeniert, um andere zu manipulieren.

Eine Patientin formuliert in ihrem Tagesbericht Folgendes:

>»In den letzten Tagen ist mir klar geworden, wozu ich Alkohol einsetzte. Immer wenn sich das Gefühl einschlich, für meinen Partner unwichtig zu sein, griff ich wieder zur Flasche. Meine Rückfälle und Alkoholexzesse erzeugten das Gefühl, wertlos und schuldig zu sein. Wenn ich wieder einmal im Krankenhaus lag und mein gesundheitlicher Zustand äußerst bedenklich war, kamen alle an und versicherten, dass ich wichtig für sie sei. Nach einer Phase der Abstinenz, während der ich wieder Schuldgefühle wegen meines Verhaltens hatte, ging das Spiel dann von vorn los.«

In der typischen hysterischen Inszenierung hat das Suchtmittel die Rolle eines Druckmittels: » *Wenn du nicht so bist, wie ich dich haben will, wenn du mich verlässt, vernachlässigst oder zurückweist, wirst du sehen, was du anrichtest ...* « Suchtmittel haben mitunter auch die Funktion, sich von einer Welt zu entfernen, die unangenehm und überfordernd erscheint.

Wie werden Hysteriker krankheitseinsichtig?

Meist benötigen die Betroffenen viele Rückfälle, ehe sie bereit sind, ihre Suchterkrankung zu akzeptieren. Die Tendenz, unliebsame Wahrheiten zu ignorieren, ist stark. Eine intensive Auseinandersetzung mit den eigenen Persönlichkeitszügen ist notwendig, um zu einer tieferen Krankheitseinsicht zu gelangen. Die Tendenz, sich immer als Opfer widriger Umstände zu sehen, muss aufgegeben werden. Ähnlich wie bei narzisstischen Patienten ist der Hauptabwehrmechanismus die Verleugnung. Erst wenn es gelingt, die eigenen destruktiven Seiten zu sehen, können therapeutische Prozesse in Bewegung kommen.

Typische Probleme während einer Therapie

Die Therapie der hysterischen Persönlichkeitsstörung ist schwierig und scheitert nicht selten. Die Betroffenen versuchen häufig, auch den Therapeuten in die typischen Spielchen zu verstricken. Daher ist es notwendig, bereits zu Beginn der Therapie klare Regeln zu vereinbaren und auf deren Einhaltung zu bestehen. Wie im sonstigen Leben auch wird der Hysteriker versuchen zu erreichen, dass ihm besondere Rechte und Bedingungen zugestanden werden – schließlich ist man ja etwas Besonderes! So wird er zunächst die Grenzen austesten. Dabei unternimmt er eventuell auch massive Erpressungsversuche und droht möglicherweise sogar mit Selbstmord. Auch in solchen Fällen sollte sich der Therapeut nicht erpressen lassen, sondern den Patienten ernst nehmen und notfalls dafür sorgen, dass er in einem psychiatrischen Krankenhaus untergebracht wird. Häufig ist der Therapeut der erste, der sich traut, stand zu halten und darauf zu beharren, dass unrealistisches Verhalten unterbunden wird. Erst jetzt kann die eigentliche Therapie beginnen.

In der Therapie ist es wichtig, dass eine vertrauensvolle Beziehung entsteht, die es natürlich nur geben kann, wenn der Hysteriker bereit ist, auf sein Theaterspiel zu verzichten. Häufig ist zu beobachten, dass das Wesentliche nicht mitgeteilt wird. Es wird umspielt oder umschrieben und die Aufmerksamkeit auf etwas anderes gelenkt. Darin sind manche Menschen mit einer hysterischen Persönlichkeit wahre Meister.

Wie werden hysterische Suchtkranke rückfällig?

Suchtmittel werden häufig – wie bereits deutlich wurde – zur Manipulation naher Angehöriger eingesetzt. Eine Rückfallgefährdung ist besonders groß, wenn starke Wut- oder Rachegefühle auftreten, weil Bedürfnisse nicht befriedigt wurden: etwa bei Zurückweisungen oder weil man verlassen wurde. Die Betroffenen ertragen

Alleinsein schlecht und das Suchtmittel ist dann Trost und Ersatz für ein Gegenüber.

Die Tendenz, die Kontrolle über Gefühle zu verlieren, ist bei hysterischen Suchtkranken sehr ausgeprägt. Schnell steigern sie sich in starke Ängste, Wut, Trauer, aber auch Freude hinein und neigen zu unrealistischen Verhaltensweisen sowie zu ungeeigneten Problemlösungen.

Chancen und positive Entwicklungen

Auch hier ist die Suchtkrankheit der Anlass, eine bestehende psychische Störung zu verstehen, und fordert zu Veränderung auf. Das Ausmaß der Schwierigkeiten und Probleme kann sehr unterschiedlich sein. In schweren Fällen dauert eine Therapie mindestens zwei Jahre, und Fortschritte sind nur in kleinen Schritten möglich. Hier ist Geduld gefragt, was den meisten Betroffenen schwer fällt. Sie können aber die Fähigkeit entwickeln, sich selbst zu verstehen und unabhängiger eigene, lohnende Ziele zu verfolgen und so zu größerer Zufriedenheit gelangen. Vor allem ist es wichtig, die mitunter verwöhnte Haltung zu bearbeiten. Die Betroffenen sollten lernen, dass Verzicht meistens mehr ist.

Die zwanghafte Persönlichkeitsstruktur und Sucht

Zwanghafte Personen werden seltener suchtkrank. Sie machen etwa 10 Prozent der Suchtkranken aus. Jeder braucht zwanghafte Anteile, um in einer Gemeinschaft zurecht zu kommen, geht es doch darum, sich an Regeln zu halten und eine gewisse Ordnung zu akzeptieren. Dies verschafft Sicherheit und emotionale Stabilität. Wenn es in der äußeren Welt keine Ordnung gibt, wird auch die innere Welt chaotisch. Der positive Aspekt der Zwanghaftigkeit kommt in vielen Lebenslagen zum Tragen. Bei bestimmten Berufen, wo größere Genauigkeit, Ordnungsliebe und Präzision erforderlich ist, sind zwanghafte Persönlichkeitsanteile förderlich oder sogar notwendig.

Der Zwanghafte versucht, Sicherheit durch verstärkte Ordnungsliebe zu erreichen. Er hat Angst, die Übersicht und Kontrolle zu verlieren. Wenn zwanghafte Persönlichkeitsanteile überwiegen und dauerhaft und umfassend stören, ist die Rede von einer zwanghaften oder anankastischen Persönlichkeitsstörung. Menschen mit dieser Störung legen übermäßige Gewissenhaftigkeit an den Tag. Sie sind pedantisch auf die Einhaltung von Regeln bedacht, sind übermäßig vorsichtig und zweifeln oft an der Richtigkeit von Entscheidungen. Sie vernachlässigen zwischenmenschliche Beziehungen, weil sie auf perfektionistische Weise ihre Arbeit erledigen müssen. Am liebsten sind sie mit dem Anfertigen von Listen, Ordnungen und Plänen beschäftigt, oft ohne sich um den praktischen Nutzen zu kümmern. Sie neigen zu Eigensinn und bestehen auf der Unterordnung anderer unter die eigenen Gewohnheiten. Sie können schlecht Aufgaben delegieren, da sie befürchten, dass andere weniger perfekt arbeiten. Sie sind in ihren Zwängen gefangen und erleben wenig Vergnügen. Für ihre Mitmenschen sind sie anstrengend, während sie selbst glauben, in Ordnung zu sein, und von anderen die gleichen Verhaltensweisen erwarten. So sind sie häufig in Auseinandersetzungen verstrickt und bleiben unzufrieden und voller Groll.

Die Funktion des Suchtmittels

Gegen die oben beschriebenen Wut- und Angstgefühle wirken Suchtmittel beruhigend und besänftigend, man kann jetzt besser »fünf gerade sein lassen«. Desweiteren hat das Suchtmittel die Funktionen, Hemmungen abzubauen, besser in Kontakt zu kommen oder bestimmte beunruhigende Gedanken zu stoppen, die sich immer wieder aufdrängen.

Wie wird ein zwanghafter Patient krankheitseinsichtig?

Der hohe Anspruch an die eigene Person, keine Fehler zu machen, steht im Kontrast zur mangelnden Kontrolle des Suchtmittels (meist Alkohol, da illegale Drogen nur selten in Frage kommen). Wenn alle Versuche, die Droge zu beherrschen, scheitern, entschließen sich Zwanghafte oft von sich aus zur Abstinenz, zu beschämend ist für sie das hemmungslose Trinken. Die Krankheitseinsicht fällt schwer;

wenn sie dann aber erfolgt ist, hilft diesen Patienten zwar ihre Prinzipientreue, diese kann jedoch gleichzeitig wieder zur Gefahr werden, da die Betroffenen lediglich zwanghaft trocken bleiben.

Typische Probleme während einer Therapie

Eine Gefahr besteht darin, dass die Krankheitseinsicht nur oberflächlich geschieht. Die Patienten fassen zwar den Vorsatz, nie mehr zu trinken, aber an den tiefer liegenden Schwierigkeiten ändern sie nichts. Die Behandlung wird möglicherweise als notwendige Strafe für Verfehlungen angesehen. Die Bereitschaft, sich anzupassen, sich an Regeln zu halten, verkennen diese Patienten leicht als Therapiefortschritt. Doch alles bleibt beim Alten, da sie die Notwendigkeit einer Persönlichkeitsveränderung nicht sehen. Die Auflösung der zwanghaften Muster ist allerdings schwierig; sie bestimmen das Leben auf hartnäckige Weise.

Positive Entwicklungen und Chancen

Die gesunden Anteile einer zwanghaften Persönlichkeitsstruktur sind Zuverlässigkeit, Durchhaltevermögen, Präzision und Gewissenhaftigkeit. Zwanghafte Menschen streben Dauerhaftigkeit und Sicherheit an. Therapeutisch zu bearbeiten ist die übergroße Angst vor Chaos, vor dem Verlust von Sicherheit, wenn sich die starren Muster nicht halten lassen. Von entscheidender Bedeutung ist jedoch, dass an der Verbesserung der Sozialbeziehungen gearbeitet wird. Die Fähigkeit, sich selbst und andere etwas milder zu bewerten, ist zu fördern. Hier bietet die Bearbeitung der Suchtkrankheit die Chance, mehr Lebensfreude zu entwickeln.

Die schizoide Persönlichkeitsstruktur und Sucht

Der schizoide Mensch hat Angst vor Nähe. Alle, die ihm nahe kommen oder die von ihm Nähe erwarten, erscheinen ihm gefährlich. Er lebt hinter einer Glaswand, die ihn vor seinen Mitmenschen schützt. Am liebsten ist er allein und lebt einzelgängerisch.

Schizoide haben Angst, ihre Unabhängigkeit zu verlieren und von anderen manipuliert zu werden. Jeder erlebt eine schroffe Abfuhr, der ihnen zu nahe kommt. Alles, was mit Verbindlichkeit, Liebe, Zärtlichkeit, Zuneigung oder Sympathie zu tun hat, ist gefährlich. Die Betroffenen schaffen daher Abstand und wirken unterkühlt bis kalt. Gefühle zeigen sie wenig und Beziehungen werden von ihnen versachlicht. Kontakte brechen sie einfach ab, insbesondere dann, wenn diese eine gewisse Tiefe bekommen, etwa in einer sich anbahnenden Partnerschaft. Die Unfähigkeit, sich hinzugeben und andere an den eigenen Gefühlen teilhaben zu lassen, führt in die soziale Isolation und Einsamkeit. Wenig oder nichts bereitet Vergnügen. Anderen Personen gegenüber sind sie unsensibel und wenig einfühlsam. Ihre Fähigkeit, die Gefühle anderer zu verstehen, ist sehr begrenzt. Sie wirken meist gleichgültig und starr.

Die lebensgeschichtlichen Hintergründe

Eine schizoide Persönlichkeitsstruktur entwickelt sich oft aufgrund früher Vernachlässigungen. Die Eltern waren nicht ausreichend präsent und konstant im Kontakt, sodass sich kein stabiles Vertrauen in enge Beziehungen entwickeln konnte. Nicht selten waren diese Menschen unerwünscht oder verbrachten in den ersten Lebensjahren viel Zeit in Kliniken oder Heimen. Die manchmal lieblose und vernachlässigende Betreuung führte zu einem Mangel an Vertrauen in die Welt und zu anderen Menschen. Eine andere mögliche Ursache ist die überfordernde und besitzergreifende Haltung, insbesondere der Mutter, die die wahren Bedürfnisse des Kindes nicht spürt. Sie will zu viel und treibt ihr Kind mit ihrer beengenden und eindringenden Art zum Rückzug. Um seine Unabhängigkeit zu schützen, zieht das Kind sich zurück. Die schizoide Struktur bietet so einen Schutz vor zu viel Nähe und Zudringlichkeit.

Eine schizoide Persönlichkeitsstruktur bildet sich schon früh in der Kindheit und ist zunächst die Reaktion auf eine Überforderung. Sie hilft, mit der Realität besser zurecht zu kommen. Da sie sich so früh gebildet hat, ist sie sehr stabil und wird auch in Situationen beibehalten, die eigentlich gar keine Gefährdung darstellen. Die Angst vor Nähe lässt die Betroffenen leiden, denn das menschliche Grundbedürfnis nach Liebe und Vertrautheit kann nicht befriedigt werden.

Die Funktion des Suchtmittels

Hinter der gleichgültigen und eventuell kalt wirkenden Fassade leidet der schizoide Mensch an seiner Angst vor Nähe. Die heimliche Sehnsucht nach Berührung und Vertrautheit kann er nur mit Hilfe der Droge scheinbar befriedigen. Für Schizoide ist Kontakt zu anderen Menschen oder Gruppen anstrengend. Das Suchtmittel soll die starre Fassade lockern und Begegnung erleichtern. Es soll den Schizoiden aus seinem inneren Gefängnis führen, seine Isolation auflösen und Hemmungen beseitigen. Die meisten Suchtmittel wirken angstlösend.

Wie werden Schizoide krankheitseinsichtig?

Schizoide Suchtkranke können kaum Hilfe annehmen. Sie glauben, alles alleine schaffen zu müssen. Denn Hilfe anzunehmen würde bedeuten, Nähe zuzulassen. So bleiben sie auch mit dem Problem, suchtkrank zu sein, zunächst einsam und betrachten dies als eine höchst private Angelegenheit, die niemanden etwas angeht. Die Krankheitseinsicht kann oberflächlich bleiben, wenn aus der Suchtkrankheit zunächst nur wenige Konsequenzen gezogen werden. Eine tiefere Krankheitseinsicht wird meist erst erreicht, wenn Schizoide beginnen, sich mit ihren Kontaktproblemen auseinanderzusetzen.

Typische Probleme während einer Therapie

Das Bedürfnis, in Gruppen am liebsten unsichtbar zu sein, erzeugt mitunter den Eindruck, diese Patienten hätten eine Tarnkappe auf. Sie werden leicht übersehen, passen sich unauffällig an und sind bemüht, nicht ins Zentrum der Aufmerksamkeit zu gelangen. Ihre Beteiligung ist meist gering, insbesondere wenn es um ihre Schwierigkeiten geht. Sie wollen in Ruhe gelassen werden und reagieren abweisend und feindselig, wenn man ihnen zu nahe kommt.

Positive Entwicklungen und Chancen

Das Verlassen der zurückgezogenen und einsamen Rolle fällt Schizoiden schwer. Sie benötigen eine angstfreie und warme Atmosphäre, um ihr Misstrauen zu überwinden und sich zu öffnen. Wenn sie beginnen, sich mit ihren Ängsten vor Nähe zu konfrontieren, kann ihr Leben plötzlich Farbe und Tiefgang erhalten. Es ist, als würden sie ein fremdes Land betreten. Der Lernprozess, sich in Gruppen wohlzufühlen, ist z. B. notwendig, um auf Dauer in einer Selbsthilfegruppe mitarbeiten zu können.

4. Der Autonomie-Abhängigkeitskonflikt oder Das Michael-Kohlhaas-Syndrom

*Trotz ist die Illusion, sich frei und
unabhängig zu fühlen.*

Viele Suchtkranke (aber auch andere Menschen) leiden an einem Autonomie-Abhängigkeitskonflikt. Er muss verstanden und vor allem aufgelöst werden. Ansonsten setzt er sein zerstörerisches Werk fort. Ein Virus, das eine Krankheit verursacht, muss entdeckt und bekämpft werden. Ähnlich verhält es sich mit dem Autonomie-Abhängigkeitskonflikt. Von außen betrachtet zeigt er sich darin, dass ein Mensch immer wieder scheitert, unzufrieden bleibt, Erreichtes immer wieder zerstören muss und/oder voller Groll ist. Wegen der mangelnden Zufriedenheit ist die Abstinenz von Suchtmitteln dauerhaft gefährdet.

Der Autonomie-Abhängigkeitskonflikt ist nicht immer leicht zu verstehen. In der Literatur finden wir ihn in der Novelle *Michael Kohlhaas* von Heinrich von Kleist, deren Inhalt folgender ist: Die Geschichte spielt zu Zeiten Martin Luthers, als das Deutsche Reich in zahlreiche Fürstentümer und Grafschaften gegliedert war. Michael Kohlhaas ist ein reicher Rosshändler. Er ist glücklich verheiratet, hat einen kleinen Sohn, den er sehr liebt, und ist wegen seiner guten Pferde weit und breit angesehen. Ein Kunde aus einer entfernten Gegend bestellt Rösser. Michael Kohlhaas macht sich mit einer entsprechenden Herde auf den Weg, um diese Rösser abzuliefern. Dabei muss er durch das Gebiet des Junkers von Tronka, der von ihm widerrechtlich einen Pass verlangt, den Michael Kohlhaas nicht hat. Als Pfand verlangt der Junker ein paar Rösser. Widerwillig lässt sich Michael Kolhaas auf diesen Handel ein. Als er auf der Rückreise wieder an die Burg des Junkers kommt, muss er mit Entsetzen feststellen, dass seine prächtigen Tiere in der Zwischenzeit durch harte Feldarbeit zu unbrauchbaren Mähren verkommen sind. Außerdem war sein Knecht, der sich gegen die Misshandlung der Tiere wehren wollte, schwer misshandelt worden. Da der Junker jede Verantwortung ablehnt, fühlt sich Michael Kolhaas provoziert und betrogen. Mit allen Mitteln will er Gerechtigkeit einfordern. Im Kampf um sein Recht, bei dem es letztlich lediglich um ein paar Pferde geht, führt er einen privaten Krieg. Dabei verliert er seinen besten Freund, seine Frau, sein Kind, sein gesamtes Vermögen. Schließlich wird er geächtet und stirbt am Strang.

Die Auseinandersetzung mit Autoritäten, die manchmal ungerecht und willkürlich sind, kann durchaus berechtigt sein. Wenn dieser Kampf aber übertrieben wird, wenn die eigenen Bedürfnisse nicht befriedigt, sondern der Kampf selbstzerstörerisch wird, stellt sich die Frage, welche tieferen Gründe vorliegen, die eine solche Fehlentwicklung verursachen. Das starke, manchmal übertriebene Bedürfnis nach Gerechtigkeit hat meist tiefere Wurzeln. Sie reichen zurück in die Kindheit, wie weiter unten deutlich wird.

Die erste Autorität, mit der jeder Mensch zunächst konfrontiert wird, ist die Autorität der Eltern. Schon kleine Kinder beginnen in der ersten Trotzphase, diese Autorität in Frage zu stellen. Das Bestreben, frei und unabhängig zu sein, ist ein Urbedürfnis des Menschen. Die Kunst aber besteht darin, sich auf Abhängigkeit einlassen zu können, ohne sich selbst zu verlieren. Lieben bedeutet immer auch, sich abhängig zu machen. Die Balance zwischen Autonomie und Abhängigkeit ist nicht immer zu finden. Der starke Wunsch nach Unabhängigkeit führt oft in destruktive Abhängigkeiten, und auf den ersten Blick erscheint dies nicht logisch.

Herr C. kämpfte bereits als Kind gegen den autoritären Vater, den er als ungerecht und viel zu hart erlebte. Seine Mutter unterstützte ihn in dieser Haltung, weil auch sie unter dem Ehemann litt. Der Konflikt mit dem Vater fand überall dort seine Fortsetzung, wo Herr C. mit Autoritäten konfrontiert wurde: mit Vorgesetzten, Ordnungsbehörden und anderen Menschen, die autoritär auftraten. Sie waren für ihn rote Tücher, auf die er allergisch reagierte.

Wenn Herr C. seinen Autonomie-Abhängigkeitskonflikt verstehen will, muss er sein Bedürfnis, vom Vater akzeptiert und geliebt zu werden, erkennen. Vermutlich verleugnet er dies jedoch zunächst. Nach dem Motto »*Ich brauche meinen Vater nicht, ich war noch nie abhängig von ihm«* betont er seine Unabhängigkeit. Als kleiner Junge hätte er sich jedoch sehr wohl gewünscht, vom Vater anerkannt und geliebt zu werden. Aber das war nicht möglich. Er fühlte sich vom Vater gekränkt und zurückgewiesen und entwickelte daher die trotzige Haltung: *»Ich brauche dich nicht, ich bin im Recht, du bist im Unrecht.«* Er kämpfte auch gegen den Vater, um die Mutter zu verteidigen, die ebenfalls unter dessen autoritärem Verhalten litt.

Nur aus der Distanz ist zu erkennen, dass der Kampf, den Herr C. an vielen Stellen führt, ein Ringen um Zuneigung ist. Er möchte akzeptiert und ernst genommen werden. Herr C. wiederholt sein Drama; der alte Konflikt, den er damals mit seinem Vater hatte, wird fortgesetzt. Herr C. sucht und findet unbewusst immer neue Konfliktfelder, die sich jedoch nie befriedigend auflösen lassen. Wie unter einem Zwang muss er immer neue Machtkämpfe ausfechten. Er ist der Überzeugung, selbst alles richtig zu machen und in einer ungerechten Welt zu leben, die gegen ihn ist.

Der Autonomie-Abhängigkeitskonflikt ist eine psychische Störung, die Betroffene nicht direkt erkennen können. Sie lässt sich zunächst nur indirekt entdecken, insbesondere an den destruktiven Mustern, die sich trotz aller Anstrengung nicht überwinden lassen.

Solche Muster sind:

- einerseits der große Wunsch nach Versorgt-Werden und Liebe und andererseits das Bestreben, unbedingt unabhängig zu bleiben,
- immer wieder Machtkämpfe zu suchen oder in Machtkämpfe verstrickt zu sein,
- Rechthaberei,
- Dinge zu tun, obwohl klar ist, dass sie einem selbst schaden;
- sich trotzig gegen Realitäten zu stellen, indem man gegen die berühmten »Windmühlen« kämpft,
- sich nicht von logischen Argumenten überzeugen zu lassen,
- Autonomie immer wieder betonen zu müssen,
- eventuell Angst vor engen Beziehungen zu haben, weil man hier dominiert werden könnte,
- sich innerlich unterlegen und unfrei zu fühlen,
- das Gegenteil von dem tun zu müssen, was von einem verlangt wird,

- ein extremes/übertriebenes Gerechtigkeitsgefühl,
- häufige Misserfolge, weil angemessene Anpassung nicht zugelassen wird,
- oft nicht zu wissen, was man wirklich will und/oder daran zu zweifeln, ob das richtig ist, was man gerade tut,
- Erfolge selbst zu sabotieren, indem z. B. eine Ausbildung kurz vor dem Ende abgebrochen wird,
- alles zerstören zu müssen, was man in mühevoller Arbeit aufgebaut hat (mitunter mehrfach),
- eine unaufhaltsame fortschreitende Selbstzerstörung.

Wenn mehrere Punkte zutreffen, ist es sinnvoll, nach dem Autonomie-Abhängigkeitskonflikt zu forschen.

Für viele Suchtkranke gilt immer beides: Sie wollen sowohl unabhängig als auch abhängig sein, gerade so, wie es ihnen gefällt und wie es gerade für sie von Vorteil ist. Manchmal ist es günstig, wenn man abhängig, klein und schwach ist, denn dann sollen andere die unangenehmen Dinge tun; ein anderes Mal ist es besser, sich nichts sagen zu lassen, denn man ist ja selbst erwachsen und unabhängig. Bei Suchtkranken ist das Gefühl von Unabhängigkeit leicht zu erschüttern. Sie haben Angst vor dem Verlust ihrer Autonomie und fühlen sich leicht unterlegen. Die Folge ist, dass sie glauben, ihre Unabhängigkeit demonstrieren zu müssen: Sie reagieren trotzig oder versuchen auf andere Weise, ihre Eigenständigkeit zu betonen.

Die prägenden Zeiten im Leben, in denen es verstärkt um die Unabhängigkeit von den Eltern geht, sind bekanntlich die Trotzphasen. Im Trotz will ein Kind oder ein Jugendlicher seinen Willen durchsetzen und damit Unabhängigkeit demonstrieren – ein notwendiger Prozess, der für Eltern anstrengend ist. Während der Pubertät will ein junger Mensch unabhängig sein und tun, was er will; er möchte als erwachsen akzeptiert und gleichzeitig geliebt und unterstützt werden. Die Pubertät ist auch deshalb eine schwierige Zeit, weil Wünsche nach Abhängigkeit nur indirekt geäußert werden. Jugendliche wollen geliebt werden und gleichzeitig eigenständig sein. Sie tun das Gegenteil dessen, was ihre Eltern erwarten, und wollen auch dafür akzeptiert und geschätzt werden – oft ein schwieriger Balanceakt. Erfahren Jugendliche wegen ihrer Autonomiebestrebungen Zurückweisung, führt dies meist dazu, dass sie ihre Eigenständigkeit noch deutlicher demonstrieren.

Viele Erwachsene bleiben im frühkindlichen und pubertären Trotz stecken. Er will aber überwunden werden, denn Trotz ist nichts anderes als eine paradoxe Anpassung. Wenn ein anderer A sagt, muss der Trotzige B sagen, und wenn jemand B sagt, muss der Trotzige A sagen. Hier wird deutlich: Trotz ist die Anpassung an das Gegenteil. Beim Angepassten ist es ähnlich: Wenn jemand A sagt, muss der Angepasste A sagen, und wenn jemand B sagt, muss er B sagen. Beide sind angepasst, der Trotzige allerdings an das Gegenteil. Im Trotz verschafft sich der Trotzige das Gefühl, unabhängig zu sein, allerdings ohne zu realisieren, wie abhängig er geblieben ist. Viele Menschen sind im Trotz fixiert und geraten immer wieder in typische Konfliktsituationen. *»Ich bin ein unabhängiger Mensch, ich lasse mir nichts sagen!«* Das ist eine verhängnisvolle Aussage, denn wirklich unabhängige Menschen haben keine Angst davor, sich von anderen etwas sagen zu lassen, sie beziehen vielmehr die Meinung anderer in ihre Entscheidung mit ein.

Die Pubertät kann als abgeschlossen gelten, wenn der jetzt erwachsene Mensch von selbst auf Trotz verzichten kann. Er erkennt, dass die Eltern nicht in allem Unrecht haben. Er kann ihnen da, wo er die Dinge gleich bewertet, zustimmen. Manches wird er anders sehen, ohne die Eltern von seiner Sichtweise überzeugen zu müssen; verschiedene Meinungen können nebeneinander bestehen, ohne dass die eigene Autonomie, die eigene Unabhängigkeit in Gefahr gerät. So kann ein Mensch sich von seinen Eltern lösen und ein eigenständiges Leben führen. Ist die Ablösung von den Eltern nicht gelungen, kommt es später häufig zu Autonomie-Abhängigkeitskonflikten. Diese Gefahr ist besonders groß, wenn Unfriede mit den Eltern oder einem Elternteil besteht.

Menschen, die selbstunsicher sind, geraten eher in dieses typische Muster, mit Trotz zu reagieren zu müssen. Oft geschieht dies mechanisch, ohne Nachdenken, wie auf Knopfdruck. Suchtkranke haben feine Antennen, die sofort reagieren, wenn sich das schwache Selbst bedroht fühlt. Der Selbstsichere dagegen bleibt gelassen, er hat keine Veranlassung, etwas demonstrieren zu müssen. Das Muster des Autonomie-Abhängigkeitskonflikts wiederholt sich bei dem Betroffenen immer wieder, und ob er will oder nicht, er bleibt abhängig. Er sieht tatsächlich keine Möglichkeiten, wirkliche Autonomie herzustellen.

Menschen mit einem Autonomie-Abhängigkeitskonflikt wissen selten, was sie wirklich wollen. Immer wieder taucht die Frage auf, wohin die Reise gehen soll. Meist wissen sie nur, was sie *nicht* wollen, ansonsten träumen sie von unrealistischen Dingen, etwa vom idealen Partner, den sie lieben könnten. Ersatzweise bleibt die Fantasie, die die für sie zu einem jederzeit zugänglichen »Heimkino« wird und die graue Realität ersetzt. Das Gleiche gilt für den Beruf: Hier, meinen sie, könnten sie ihre künstlerischen und kreativen Begabungen endlich leben. Was auch geschieht, sie wissen nicht, was sie wirklich wollen, denn es könnte bedeuten, das zu tun, was die Eltern (oder ein Elternteil) wollen (will) – dann wäre dies eine Anpassung, die nicht in Frage kommt. Und wenn sie das Gegenteil von dem tun, was die Eltern wollen, ist dies eine Trotzreaktion. Aber auch das Letztere wäre wie gesagt eine Anpassung. Die Betroffenen kennen ihre eigenen Bedürfnisse nicht, sie zweifeln an sich selbst, und sie verzweifeln oft an sich selbst. Sie spüren eine ohnmächtige Wut, die nicht aufgelöst werden kann. Schließlich richten sie diese Wut gegen die eigene Person.

Die Misserfolge, die sich zwangsläufig einstellen, führen zum Verlust der Lebensfreude und nicht selten zur Selbstzerstörung. Der Selbsthass wird immer stärker, weil sich die Betroffenen selbst die Schuld am Scheitern geben. Nicht selten greifen diese Menschen zu Suchtmitteln, um die Wut und den Hass auf sich selbst zu betäuben. Doch Autonomie ist ein Gefühl, das aus sich selbst heraus entwickelt werden muss; man kann es nicht mit Gewalt erzwingen.

Die Bearbeitung des Autonomie-Abhängigkeitskonflikts

Meist ist davon auszugehen, dass es sich um typische Konflikte handelt, die der Betroffene auch mit seinen Eltern hatte und bisher nicht auflösen konnte. Hier liegen die Hintergründe für den Autonomie-Abhängigkeitskonflikt.

Herr K. wurde von seinem suchtkranken Vater häufig misshandelt. Dieser war eifersüchtig auf seinen Sohn, weil er intelligent war und von verschiedenen Seiten gefördert wurde. Außerdem war er der Liebling seiner Mutter, die ihn verwöhnte. Der Vater versuchte ihm das Kreuz zu brechen, indem er ihn schlug. Herr K. versuchte, sich mit aller Kraft zu wehren. Zuflucht und Verständnis fand er bei seiner Mutter, die ihn jedoch meist nicht vor dem aggressiven Vater schützen konnte.

In der Therapie inszenierte er seinen typischen Konflikt unbewusst immer wieder. Er suchte Gerechtigkeit, kämpfte oft gegen Windmühlen und wollte alles Mögliche ändern, was nicht zu ändern war. Er verschwendete seine Energie auf Machtkämpfe. Schnell entwickelte er das Gefühl, von anderen zu etwas gezwungen zu werden, das er selbst nicht wollte. In diesen Fällen fühlte er sich ausgeliefert, verfolgt und bedroht; er dachte an Selbstmord, weil er sich in einer für ihn ausweglosen Situation erlebte.

Während der Therapie lernte Herr K. zu verstehen, dass seine extreme Suche nach Gerechtigkeit der untaugliche Versuch war, die tiefen inneren Wunden, die ihm durch die brutalen Misshandlungen des Vaters zugefügt worden waren, zu heilen. Letztlich wollte er von seinem Vater geliebt und anerkannt werden.

Zunächst verstand Herr K. nicht, dass gerade seine übergroße Sehnsucht nach Gerechtigkeit Abhängigkeit zur Folge hatte. Unbewusst suchte er den Machtkampf mit seinem Vater, allerdings auf einer anderen Bühne und mit anderen Schauspielern. Sein Selbst war verletzt und deshalb reagierte er auf jede mögliche weitere Verletzung besonders sensibel und übertrieben.

Die leichte Kränkbarkeit war die Folge seiner narzisstischen Verletzung. Alle Versuche, endlich unabhängig zu werden, führten tiefer in die Abhängigkeit, denn immer wieder geriet er mit seinen Mitmenschen in typische Konflikte und Machtkämpfe, die er nicht gewinnen konnte. Er erfuhr Ablehnung und scheiterte an verschiedenen Arbeitsplätzen.

Die Folge all dessen war eine tiefe Wut auf die Welt, die Mitmenschen und vor allem auf sich selbst. Er wurde suchtkrank, ebenso wie sein Vater. Er versuchte seinen Schmerz mit Beruhigungsmitteln zu betäuben und wurde rasch abhängigkeitskrank.

Im Verlauf der Therapie lernte er, sein Drama zu verstehen, und war allmählich in der Lage zu bemerken, wenn er wieder den alten Irrweg beschritt, und auf Machtkämpfe zu verzichten. Das Entscheidende war aber, dass er seine Sehnsucht nach der Zuneigung des Vaters, die unerfüllt bleiben musste, weil der Vater ihn auf Grund seiner eigenen Schwierigkeiten nicht lieben konnte, endlich verstand. So fand er Zugang zu einer heilsamen Trauerarbeit.

Narzisstische Wunden können nur durch Trauerarbeit geheilt werden: Herr K. musste lernen, seinem Vater zu verzeihen. Im Fall von Herrn K. waren die Misshandlungen durch den Vater lebensbestimmend. Alle seine Versuche, die quälenden Probleme hinter sich zu lassen, führten jedoch nur tiefer in die Abhängigkeit.

Der Autonomie-Abhängigkeitskonflikt ist häufig hinter einer nach außen souveränen und überheblichen Fassade versteckt. Das mitunter extreme Streben nach Kontrolle, Macht und Dominanz hat immer auch tiefere Beweggründe, die oft nicht verstanden werden. Die verletzenden Erfahrungen in der Kindheit führen zu einer übertriebenen Angst, von anderen unterdrückt und dominiert zu werden. Das Streben nach Kontrolle, Macht und Dominanz ist also eine Flucht nach vorn. Man will der Angst, dominiert zu werden, entgehen, indem man selbst mächtig ist.

Mitunter gelang es in der Entwicklung nicht, sich positiv mit dem gleichgeschlechtlichen Elternteil zu identifizieren. »*Ich wollte nie so werden wie meine Mutter. Allerdings muss ich zugeben, dass ich ihr sehr ähnlich bin.*« Frau H., die dies sagt, hatte unter den aggressiven Ausbrüchen ihrer Mutter sehr gelitten. Selbstkritisch konnte sie während der Therapie erkennen, dass sie leicht die Kontrolle über ihre Wut verlor.

Da der Autonomie-Abhängigkeitskonflikt sich meist früh im Leben entwickelt, ist seine Auflösung nicht leicht. Man muss mit Rückfällen in alte Verhaltensmuster rechnen. Die folgenden Hinweise sollen Möglichkeiten zur Überwindung des Autonomie-Abhängigkeitskonflikts aufzeigen.

Nur wer seinen Autonomie-Abhängigkeitskonflikt verstanden hat, kann ihn überwinden. Die Angst vor Unterlegenheit, vor Abhängigkeit und hilflosem Ausgeliefertsein lässt sich nur mit Bewusstheit überwinden. Es gilt das eigene Drama zu verstehen, das in der Vergangenheit zu verstärkter Unzufriedenheit und ungewollter Abhängigkeit führte. Wo sind die Ursachen, die zu einem Kampf führten, der nicht zu gewinnen ist?

Eine Umorientierung ist erforderlich. Nicht das Nein führt in Unabhängigkeit, sondern das Ja. Dabei geht es nicht darum, zu allem Ja zu sagen und sich nur anzupassen. Wirkliche Unabhängigkeit lässt sich aber nur erreichen, wenn zu den Dingen, die erforderlich und realistisch sind, Ja gesagt wird, insbesondere zu Dingen, die belastend oder unangenehm und mit Mühe und Anstrengung verbunden sind. Freiheit will erarbeitet werden, man kann sie sich nicht ertrotzen. Nur wer Ja zu den unabänderlichen Dingen des Lebens sagen kann, hat auch die Fähigkeit, wirklich Nein zu sagen – also Ja zu einem Nein!

An vielen Stellen in diesem Buch war die Rede von Unfrieden und Hass, den viele auf ihre Eltern oder einen Elternteil haben. Für diese Menschen ist es notwendig, endlich seinen Frieden mit den Eltern zu machen. Der Weg in die Unabhängigkeit ist nur zu beschreiten, wenn die Sorgen, Nöte und Unzulänglichkeiten der Eltern erkannt und akzeptiert werden. Sie wollen verstanden und verziehen werden. Der Kampf gegen die Eltern wurde zum Kampf gegen sich selbst und führte in den Autonomie-Abhängigkeitskonflikt. Auch hier ist das Nein durch ein Ja zu ersetzen:

Ja – meine Eltern sind wie sie sind,

Ja – sie sind unvollkommen und eventuell nicht liebesfähig,

Ja – sie hatten an vielen Stellen Recht, aber ich wollte dies nie akzeptieren,

Ja – ich verstehe sie in ihrem Leid und halte ihnen ihr Versagen nicht mehr vor,

Ja – es gab Verletzungen, die ich bisher nicht verzeihen konnte,

Mitunter gilt es auch, den Eltern zu verzeihen, dass sie Geschwister vorzogen oder mehr lieben konnten. Die Ablösung von den Eltern hat stattgefunden, wenn der innere Kampf ein Ende gefunden hat. Erst jetzt ist es möglich, ganz die Verantwortung für das eigene Leben zu übernehmen. Der Frieden mit den Eltern macht Frieden mit sich selbst erst möglich.

In der Therapie erkennen Patienten oft, wie sehr sie sich in der Vergangenheit selbst schädigen mussten, welchem Drama sie in ihrem Leben ausgeliefert waren und dass sie mit all ihren Kämpfen zum Scheitern verurteilt waren.

Der Autonomie-Abhängigkeitskonflikt führte Frau S. in die Suchtkrankheit. Dies bedeutete Auffälligkeiten im Straßenverkehr, Verlust verschiedener Arbeitsstellen, zerstörte Beziehungen, mehrere Suizidversuche, Aufenthalte in psychiatrischen Krankenhäusern – insgesamt unbeschreibliches Leid, das sie sich selbst zufügte, ohne etwas daran ändern zu können.

Selbstabwertung und das ständige Gefühl, unfrei zu sein, verursachen Selbsthass und Groll, der immer wieder ein Ventil braucht. Die Lösung liegt jedoch nicht in der Wut, die man gegen sich selbst richtet. Es ist ein Irrglaube, dass es nur besser werden kann, wenn man sich in ausreichendem Ausmaß Selbstvorwürfe macht und Erniedrigungen zugefügt. In der Therapie wird oft deutlich, dass ein Betroffener selbst die Rolle der strafenden Eltern übernommen hat. Dies will erkannt und verändert werden.

Der einzig mögliche Ausweg ist Trauerarbeit. Nur wer verstanden hat, warum er bis dahin nicht unabhängig werden konnte, kann beginnen, sich selbst zu verzeihen. Der Beginn einer erlösenden Trauerarbeit ist die Übernahme von Verantwortung. Nur der Mut, sich ehrlich mit den schmerzhaften Gefühlen zu konfrontieren und sie zu akzeptieren, kann der Teufelskreis durchbrochen werden.

Es ist erforderlich, den Grundkonflikt zu verstehen, die Verstrickung, die Verletzung, die unheilvolle Beziehung wahrzunehmen, die es in der Lebensgeschichte gab und die nicht aufgelöst wurden konnten. Dies ist eine Aufgabe, die meist in einem therapeutischen Prozess bearbeitet werden muss. Am Ende steht die Erkenntnis, dass es keinen anderen Weg geben konnte als den bisher beschrittenen. Sich damit abzufinden ist nicht leicht, und deshalb sollte das Thema immer wieder besprochen und betrauert werden.

Zusammenfassend kann man sagen: Der Autonomie-Abhängigkeitskonflikt ist gekennzeichnet durch Angst vor Abhängigkeit einerseits und gleichzeitigem Liebesbedürfnis andererseits. Die Betroffenen fühlen sich um Liebe betrogen und wollen sie einklagen; sie fordern Gerechtigkeit. Liebe kann man nicht einklagen, sie ist immer ein Geschenk.

5. Destruktive abhängige Beziehungen

Das Geheimnis der Freiheit ist der Mut.

Perikles

Die Suchtkrankheit ist auch eine »Beziehungskrankheit«. Destruktive abhängige Beziehungen sind oft Hintergrund und Basis für eine Suchtkrankheit. Zunächst ist die Frage zu klären, was unter einer abhängigen Beziehung zu verstehen ist. Im Grunde ist jede Beziehung abhängig. Partner, die sich nicht gleichgültig gegenüberstehen, sind davon abhängig, was der andere tut oder lässt. Geht es z. B. dem einen schlecht, wirkt sich das auch auf den anderen aus. Abhängigkeit ist demzufolge ein wesentlicher Bestandteil einer gesunden Beziehung. Wenn Gefühllosigkeit und Gleichgültigkeit eingekehrt sind, ist die Beziehung tot. Lieben heißt, sich abhängig zu machen, sich einem anderen Menschen anzuvertrauen und sich ein Stück in seine Hand zu begeben. Die Kunst besteht darin, sich abhängig zu machen, ohne sich selbst zu verlieren. Ideal ist, wenn Partner sich gleichberechtigt gegenüberstehen, wenn der eine den anderen nicht missbrauchen muss.

Wenn wir von abhängigen Beziehungen sprechen, ist die Rede von destruktiven Verbindungen, die für die Persönlichkeit schädlich sind. Beziehungen können förderlich und »nahrhaft« sein oder zerstörend und »giftig«. Nicht selten haben Beziehungen einen Suchtcharakter, so wie dies beispielsweise bei Co-Abhängigen zu beobachten ist. Im Folgenden werden die Merkmale und Hintergründe destruktiver Abhängigkeit untersucht. Diese kann es zwischen Partnern geben, auf die ich mich in erster Linie konzentriere, aber auch zwischen Eltern und Kindern, zwischen Vorgesetztem und Mitarbeiter oder auch zwischen Freunden.

Typisch für eine destruktive abhängige Beziehung ist, dass der betreffende Partner eine bestimmte Funktion hat, etwa einen Mangel an Eigenständigkeit ausgleichen soll. Für eigene Schwierigkeiten und Defizite ist der Partner sozusagen die »Problemlösung«. Er ist z. B. »Beruhigungsmittel« gegen Ängste und Unsicherheiten, das

»Antidepressivum« gegen schlechte Stimmung, Niedergeschlagenheit, Selbstmitleid, Mutlosigkeit, oder er ist Motor und Antreiber gegen Langeweile und Sinnlosigkeit. Mit etwas Abstand ist dann oft zu erkennen, dass der eine der beiden Partner die Rolle des verwöhnten Kindes spielt und der andere die Rolle des Erwachsenen, quasi eines Elternteils, übernimmt.

Aber auch für denjenigen, der die Erwachsenenrolle spielt, hat die Beziehung eine problemlösende Funktion. Dies wird meist weniger deutlich. So fühlt er sich z. B. durch die Beziehung mit einem abhängigen Partner in seinem Selbstwertgefühl gestärkt, wobei er sich seiner Defizite meist nicht bewusst ist, denn er ist ja wichtig und verantwortungsbewusst und hat Recht. Sein verborgenes Problem liegt oft darin, dass er Angst vor einem reifen Gegenüber hat und seine Wahl unbewusst auf einen schwächeren Partner fällt, von dem er sich gebraucht und besonders zu Beginn der Beziehung oft bewundert fühlt. Seine Minderwertigkeitsgefühle versteckt er hinter der nach außen gezeigten Selbstsicherheit. Abhängige Beziehungen haben diesen symbiotischen Charakter: Der Partner ist ein wesentlicher Teil der Lebensbewältigungsstrategie. Man kann nicht ohne den Partner, aber wie sich zeigen wird, auch nicht mit ihm.

Nach dem Motto »Gegensätze ziehen sich an« finden sich Partner oft wegen ihrer Unterschiedlichkeit. Sie finden sich nach dem »Schlüssel-Schloss-Prinzip«:

- Frau G. ist dominant im Umgang mit anderen Menschen, ihr Partner ist eher schüchtern,
- Frau S. ist gefühlsbetont, mitfühlend und zeigt ihre Gefühle offen, ihr Mann hält seine Gefühle zurück, wirkt kalt und unnahbar,
- Herr K. ist leicht reizbar, er verliert oft die Kontrolle über seinen Ärger, seine Frau dagegen kann Ärgergefühle nicht zeigen,
- Frau F. ist fast immer gut gelaunt, ihr Mann mürrisch und verstimmt.

Viele Menschen spüren ihre Defizite und suchen sich oft unbewusst den Partner, der ihre Mängel ausgleichen soll. Je stärker die innere Not, desto heftiger die Erwartung an den Partner. Oft geschieht dies zwischen Partnern vor allem in der ersten Phase der Verliebtheit. Manchmal schwingt sogar ein unbestimmtes Gefühl mit, dass man gerade dabei ist, sich mit dem falschen Partner zu verbinden, aber diese innere Warnung wird ignoriert. Verliebtheit hat einen rauschhaften Charakter und trübt die Wahrnehmung. Besonders deutlich wird dies bei Menschen mit einer Borderlinestörung.[11] Sie suchen extrem symbiotische Beziehungen. Der große Hunger nach Liebe, die sie früh vermissen mussten, bringt sie dazu, den Partner förmlich auszusaugen. Sie suchen totale Nähe, ohne diese ertragen zu können. Nach einer engen intensiven Phase kommt es in der Regel zu einer radikalen Distanzierung, meist mit aggressiven Mitteln.

Jeder Mensch sucht Liebe und Zuneigung. Die ersten Menschen, die Liebe geben, sind die Eltern. Leider verläuft die Liebesgeschichte zwischen Eltern und Kindern nicht immer glücklich. Die Wunde des Ungeliebtseins will jeder, der sie in sich trägt, heilen. Häufig wird die innere Not versteckt, überspielt, mit irgendwelchen Aktivitäten übertüncht. Manchmal hört man eine nie enden wollende Klage. Oft sind hier die Wurzeln der Suchtkrankheit zu finden. Psychoaktive Substanzen dämpfen zwar den Hunger nach Liebe, aber sie befriedigen ihn natürlich nicht wirklich, sondern verstärken ihn letztlich. Viele versuchen, das Problem mit Hilfe einer Partnerschaft zu lösen. Der Partner soll die Wunde heilen. Diese Erwartung ist jedoch unrealistisch, denn Partner sind für elterliche Liebe nicht zuständig. Die Lebensphase, in der diese frühe Liebe gefehlt hat, ist vorüber. Die Folge für die heutige Beziehung sind nur Frustrationen und gegenseitige Schuldzuweisungen.

Viele abhängige Beziehungen sind davon gekennzeichnet, dass die Partner eigentlich lieber nicht mehr in dieser Beziehung leben würden, jedoch nicht die Kraft finden, sich aus der Abhängigkeit zu lösen. Die Angst, allein nicht zurechtzukommen oder Alleinsein nicht ertragen zu können, lässt Partner in unbefriedigenden Beziehungen bleiben.

Ein typisches Merkmal abhängiger Beziehungen ist ihr erpresserischer Charakter. Oft ist es der dominante Partner, der den Angepassten mit irgendwelchen Mitteln erpresst. Hierzu dienen z. B. die Kinder, die materielle Lebensgrundlage, der Lebensstandard, gemeinsame Haustiere usw. Wenn möglich werden auch Schuldgefühle erzeugt, um den Kontakt zu erzwingen.

Angst und Aggression sind in diesen Beziehungen massiv und

dominieren den Alltag. Dies drückt sich aus in frustrierenden unergiebigen Streitereien, körperlicher und psychischer Gewalt, gegenseitigen Schuldzuweisungen, Drohungen mit Suizid, Erpressung, Flucht in Krankheit oder auch Depression. Doch trotz der mannigfachen gegenseitigen Kränkungen und Verletzungen gelingt es den Partnern nicht, die Beziehung zu beenden (Kontrollverlust). Oft ist zu beobachten, dass es ruhigere Phasen gibt, die wiederum von sehr destruktiven abgelöst werden.

Abhängigkeit von den Eltern

Eltern machen ihre Kinder häufig über Geld abhängig. Sie erkaufen sich Zuneigung, indem sie z. B. Schulden bezahlen und sich so unentbehrlich machen. Sie versuchen ihre erwachsenen Kinder auf sich zu fixieren, weil sie Einsamkeit fürchten, sich ohne ihre Elternrolle unwichtig fühlen und Sinn- und Wertlosigkeit fürchten. Das stärkste Argument ist meist verborgen und wenig offensichtlich: Es geht um die Liebe, die ein erwachsenes Kind befriedigen soll. Oft war dieses Partnerersatz und wurde in dieser Rolle früh emotional missbraucht.[12] Dem Elternteil fehlt die Fähigkeit loszulassen, weil Liebesbedürfnisse scheinbar nur durch das erwachsene Kind befriedigt werden können. Es ist der vermeintliche Problemlöser und darf nicht verloren gehen. Die Behauptung, dass hinter jedem Suchtkranken eine Mutter steht, die nicht loslassen kann, ist in dieser Absolutheit natürlich falsch. Leider trifft sie aber viel zu oft zu.

Die Bearbeitung destruktiver abhängiger Beziehungen

Die Unabhängigkeit beginnt damit, dass die vermeintlichen Unentbehrlichkeiten aufgegeben werden. In der Bibel heißt es: » *Wenn deine Hand dich zu Bösem verleitet, dann hack sie ab; wenn dein Auge dich zu bösem verleitet, dann reiß es aus.*« Dies ist Bildersprache! Hier ist nicht gemeint, dass sich jemand selbst verstümmeln soll. Es geht vielmehr darum, sich von Zwängen und Abhängigkeiten, die am wahren Leben hindern, zu befreien. Meist ist Unabhängigkeit von einer Person nur dadurch möglich, dass man unmittelbare Härten in Kauf nimmt. Da ist zunächst die Angst vor der Unabhängigkeit zu akzeptieren. Tief ist der Irrglaube verankert, ohne die Person, von der man abhängig ist, nicht leben zu können. Zu Beginn der Ablösungsphase kann dies Panikattacken auslösen. Wie bei dem Entzug von einem Suchtmittel entsteht eine existenzielle Angst, allein mit dem Leben nicht zurechtzukommen oder die Verantwortung für den Partner nicht aufgeben zu können. Dies wird meist auch körperlich wahrgenommen: Herz- oder Magenbeschwerden, Rückenschmerzen, Kopfschmerzen sind typische Symptome, die bei einer Trennung auftreten.

Materielle Nachteile vermeiden zu wollen ist ebenfalls oft ein Grund, in einer solchen Beziehung zu bleiben. Es kann sein, dass man ansonsten Haus oder Wohnung aufgeben müsste oder wesentlich weniger Geld zur Verfügung hätte.

Die Grundannahme ist: Destruktive Abhängigkeiten kommen dadurch zustande, dass die Partner ihre Beziehung mit dem Ziel missbrauchen, ihre emotionalen Probleme zu lösen. Unbewusst richten sie die Erwartung an den Partner, das innere Defizit zu beseitigen. Dieser Missbrauch von Beziehung kann in die Abhängigkeit und zum Verlust der Selbstbestimmung führen. In einem ersten Schritt geht es daher darum, die Beziehung realistisch zu bewerten. Da man sich vor Konsequenzen schützen will, fällt dies nicht immer leicht. Probleme werden bagatellisiert, man schaut auf die ruhigen Zeiten und hofft auf Besserung. Hier ist eine Veränderung des Blickwinkels notwendig. Die Beziehung, die eine Krise darstellt, macht auf Defizite aufmerksam, die es zu bearbeiten gilt. Wie bei jedem anderen Symptom stellt auch eine abhängige Beziehung eine Chance dar, den eigentlichen Problemen auf die Spur zu kommen. Die zentrale Frage lautet daher: *Welches Problem soll mit Hilfe der Beziehung bearbeitet werden?* Es ist z. B.

- die Unfähigkeit, allein sein zu können,
- eine abhängige Persönlichkeitsstruktur,
- eine hysterische Persönlichkeitsstruktur,
- ein Helfersyndrom usw.

Grundsätzlich ist davon auszugehen, dass alle unerledigten Konflikte, die Menschen in ihrer Entwicklung, etwa mit ihren Eltern, hatten, in der Partnerschaft wieder auftreten. Der Partner soll dabei helfen, dieses Ungleichgewicht auszugleichen. Jeder Mensch hat das Bedürfnis nach Ausgleich, Ganzheit und Vollständigkeit. So führt etwa ein Mangel an elterlicher Liebe unbewusst in der Partnerbeziehung zu einem Konflikt. Meist hat der Mangel zu diesem bereits erwähnten »inneren Loch« geführt. Doch die Betroffenen werden nicht satt, wenn sie glauben, dass ein Partner dieses Loch füllen könnte. Soviel sie auch bekommen, immer werden sie das Gefühl haben, dass es nicht reicht, dass sie sich nicht genügend geliebt fühlen. Schließlich geben sie dem Partner die Schuld daran, dass es ihnen schlecht geht. Sie stellen unbewusst das alte Beziehungsmuster wieder her, indem sie sich als zu kurz gekommen erleben. Eine besondere Tragik besteht oft darin, dass Menschen, die während ihrer Kindheit Misshandlungen erleiden mussten, Partner wählen, die sie wiederum misshandeln und missbrauchen.

Abhängige Beziehungen fordern dazu auf, die eigenen Defizite zu erkennen und selbst an deren Lösung zu arbeiten. Der Partner ist nicht in der Lage, diese aufzulösen, sondern nur der Betroffene selbst. In der Therapie ist immer wieder die Frage zu stellen, wie die Betroffenen Selbstliebe entwickeln können. Mit Hilfe von Trauerarbeit werden die Verletzungen und Vernachlässigungen bearbeitet, auch die »Arbeit mit dem inneren Kind« ist eine Methode, das Selbstgefühl zu verbessern.

Liebes- und Sexsucht

Verliebtheit vermittelt ein rauschhaftes Gefühl. Liebessüchtige suchen diesen Zustand immer wieder neu, um Glücksgefühle zu erleben. Mit zunehmendem Missbrauch der Verliebtheit werden jedoch die Gefühle innerer Leere immer stärker. Dabei sind es gerade die Leeregefühle, die mit Hilfe der Verliebtheit betäubt werden sollen. Alles wird künstlicher, unechter und fader. Das Karussell hat sich immer schneller zu drehen, und immer neue Abenteuer sollen aus der inneren Verzweiflung erlösen. Obwohl die Betroffenen wissen, dass ihr Verhalten extrem selbstschädigend ist, sind sie unfähig, eine solche Beziehung zu beenden, es sei denn, sie wird durch eine neue ersetzt. Nicht selten entwickeln sich hörige Beziehungen mit körperlicher Gewalt, exzessivem Alkohol- und/oder Drogenkonsum, Vergewaltigung, Suiziddrohungen oder -versuchen.

Der Hintergrund der Liebessucht sind meist schwere Persönlichkeitsstörungen: Borderlinestörung, Vernachlässigung oder Misshandlungen während der Kindheit, sexuelle Traumatisierung u. Ä. Eine Behandlung ist meist erst möglich, wenn der Betroffene das schädigende Milieu verlässt. Abstinenz – hier von Beziehungen – ist wieder der erste Schritt in einer Therapie. Mit Hilfe der Psychotherapie werden die seelischen Verletzungen bearbeitet, die zur Liebessucht führten.

Ähnlich wie Verliebtheitsgefühle können auch sexuelle Lustgefühle zur Kompensation von Frustration und innerer Leere missbraucht werden. Sexsüchtige verlieren die Kontrolle über sexuelle Handlungen, müssen z. B. etwa zwanghaft onanieren (20 bis 30 × täglich) oder suchen permanent neue Sexualpartner. Nach dem Orgasmus, der meist extrem quälend und schmerzhaft ist, verschärft sich das Gefühl innerer Leere ins Unerträgliche und treibt zur erneuten sexuellen Betätigung. Sie erleben einen Verfall ihrer Persönlichkeit, mit allen negativen sozialen Folgen. Betroffene sind in der Regel auch von Alkohol oder Drogen abhängig. Die Behandlung der Sexsucht sollte daher im Rahmen einer stationären Entwöhnungsbehandlung erfolgen.

6. Abstinenz – ein Kind der Freiheit

Nach dem Niedergang des »Dritten Reiches« haben
einige gesagt: »Wir haben den Krieg verloren«,
andere haben erklärt: »Wir wurden befreit!«

Während der »nassen Phase« befindet sich der Suchtkranke in einer fürchterlichen Zwangslage. Das Suchtmittel bewirkt längst keine positiven Gefühle mehr. Der Kranke braucht den Stoff, um die gröbsten Entzugserscheinungen zu mildern und starke Missempfindungen zu dämpfen. Dieser Zustand ist so, als befände sich der Betroffene in einem Knast, im *Suchtknast*. Während in vielen Gefängnissen humane Bedingungen herrschen, findet im Suchtknast permanenter Terror statt, mit extremen körperlichen und seelischen Qualen. Wer diesem Knast entkommen ist, etwa durch eine Entgiftungsbehandlung, erlebt deutliche Erleichterung. Mitunter sind Suchtkranke regelrecht euphorisch, weil sie dem Zwang des Suchtmittels nicht mehr ausgeliefert sind.[13] Jedoch steht die Tür zu diesem Knast noch offen, denn es ist so einfach, wieder hineinzukommen. Die Tür fällt hinter dem Rückfälligen wieder zu, und es ist eine völlig offene Frage, ob und wann sie sich wieder öffnet.

Suchtkranke, die sich entschieden haben, dass sie nicht mehr in diesen Knast wollen, erleben ihre Abstinenz als Freiheit. Abstinenz ist das höchste Gut, die Basis für ein selbstbestimmtes Leben. Mag sein, dass man Sorgen hat oder sonstige Missempfindungen, dass Wichtiges verloren wurde, die Stimmung auf dem Nullpunkt anlangte, aber alles ist besser, als sich im Suchtknast zu befinden. Abstinenz ist daher ein Gewinn, der mit nichts zu ersetzen ist. Alle Probleme lassen sich nur nüchtern wirklich bewältigen.

Der Königssatz in der Therapie lautet:

Nicht die Probleme machen krank, sondern wie man mit ihnen umgeht!

Abstinenz wird nicht mehr als Einschränkung erlebt *(Ich darf nicht mehr trinken)*, sondern als Gewinn:

Abstinenz ist das wertvollste Geschenk, welches ich mir selbst jeden Tag von Neuem mache. Abstinenz ist meine Freiheit, ich gehe nicht mehr freiwillig in den Suchtknast!

Für Suchtkranke, die zufrieden abstinent leben wollen, ist es unerlässlich, Abstinenz positiv zu sehen. Solange sie diese als Verlust bewerten, bleiben sie Menschen, die mit einem Defizit leben müssen. Da sie auf etwas verzichten, das sie eigentlich haben wollen, bleiben sie unzufrieden. Diese dauerhafte Unzufriedenheit wird sich nicht von selbst auflösen. Viele Rückfälle haben hier ihre Wurzeln.

Auf einem Schild las ich einmal den Spruch: *Freiheit aushalten.* Offensichtlich fällt es nicht jedem leicht, Freiheit auszuhalten. Dies erinnert an den bereits beschriebenen Autonomie-Abhängigkeitskonflikt (siehe Seite 102 ff.). Der unbedingte Drang, sich frei und unabhängig zu fühlen, endet zielsicher in tiefster Abhängigkeit.

An dieser Stelle taucht die Frage auf, ob alle »Hintertüren« geschlossen sind.

Bedingungslose Kapitulation

Was ist bedingungslose Kapitulation? In vielen Selbsthilfegruppen ist die Rede davon, dass man kapitulieren muss. Der Begriff »Kapitulation« fällt im Zusammenhang mit der Behandlung einer Suchtkrankheit immer wieder. Viele Suchtkranke fragen sich: »Habe ich kapituliert?« Sie verbinden damit oft eine Leistung oder Anstrengung.

Zunächst ist unter Kapitulation zu verstehen, dass der Suchtkranke akzeptiert, dass das Suchtmittel stärker ist als er selbst und dass es keine Zweck hat, sich gegen diese Tatsache zu wehren. Kapitulation heißt: Ich kämpfe nicht mehr, ich versuche z. B. nicht mehr, kontrolliert zu trinken. Wenn ein Kampf nicht zu gewinnen ist, muss nach einer anderen Lösung gesucht werden. In einem chinesischen Sprichwort heißt es: *»Küsse die Hand, die du nicht besiegen kannst.«* So verhält es sich auch mit dem Suchtmittel: Man kann es nicht besiegen, weil es stärker ist. Die einzige Möglichkeit besteht darin, sich mit der Suchtkrankheit anzufreunden. Dazu finden sich in diesem Buch viele Hinweise.

Von größter Bedeutung ist das Wort »bedingungslos«. Es ist richtig, einen eisernen Vorhang zwischen sich und dem Suchtmittel herunterzulassen, der absolut dicht ist. Wer noch Bedingungen an seine Abstinenz stellt, wird früher oder später durch diese Tür gehen, zurück in den Knast der Sucht. Man spricht hier auch davon, dass man sich eine Hintertür offen gelassen hat. Für Suchtkranke ist es wichtig, die eigenen Hintertüren zu kennen und diese zu schließen. Typische Hintertüren sind z. B.:

- » *Wenn ich einmal Rentner bin und nicht mehr arbeiten muss, dann werde ich noch einmal probieren, kontrolliert zu trinken.* « Mit dieser Haltung wird man mit großer Wahrscheinlichkeit weit vor dem Eintritt ins Rentenalter rückfällig.
- » *Wenn mein Partner mich verlässt, werde ich dies nicht ohne Rückfall überstehen.* « In jeder Beziehung gibt es Krisen. In dieser Einstellung spiegelt sich die Abhängigkeit wider. Die richtige Einstellung ist auch hier: » *Wenn mein Partner mich verlässt, ist das kein Grund, rückfällig zu werden, sondern ich benötige alle meine Energie, um diesen Verlust zu überstehen.* «
- » *Wenn mein Kind stirbt, werde ich das nicht ohne Rückfall überstehen.* « Welches Leid uns das Schicksal in der Zukunft zumutet, bleibt ungewiss. Schwere Schicksalsschläge werden nur zu verarbeiten sein, wenn man sich ihnen mit aller zur Verfügung stehenden Energie stellt. Rückfällige sind dazu nicht in der Lage.
- » *Wenn ich unheilbar krank werde, kann ich das nicht ohne Rückfall überstehen.* « Auch hier fehlt bedingungslose Kapitulation. Der amerikanische Psychologe Albert Ellis formuliert: » *Wir halten alles aus, es sei denn, wir sterben daran.* « Viel zu oft machen sich Menschen selbst glauben, dass sie bestimmte Situationen nicht aushalten. Damit ist die Rechtfertigung konstruiert, rückfällig werden zu dürfen. Der Entschluss, sein Leben ohne Suchtmittel zu bewältigen, egal was passiert, ist aber die richtige Haltung.

Eine typische Hintertür besteht auch darin, dass man sich entschieden hat, nur ein bestimmtes Suchtmittel nicht mehr zu konsumieren. Nach dem Motto: »*Mit Alkohol habe ich abgeschlossen, aber mit Cannabis habe ich noch keine schlechten Erfahrungen gemacht.*« Der Entschluss, weiter Cannabis zu konsumieren, führt aber auch zum Konsum von Alkohol. Eine rückfällige Patientin beschreibt: »*Heute weiß ich, dass ich noch nicht entschieden war, auch auf Medikamente zu verzichten. Ich hatte mir lediglich vorgenommen, nie mehr Alkohol zu trinken.*«

Bedingungslose Kapitulation ist die Basis für eine dauerhafte Abstinenz. Allerdings kann diese Haltung dem Suchtmittel gegenüber auch wieder verloren gehen. Bedingungslose Kapitulation findet immer nur im Hier und Jetzt statt: Heute habe ich kapituliert, dies ist lediglich die Basis dafür, dass ich dasselbe auch morgen tun werde. Der regelmäßige Besuch einer Selbsthilfegruppe hilft, dauerhaft die Verantwortung für die Suchtkrankheit zu übernehmen. Die bedingungslose Kapitulation geht nicht selten dann verloren, wenn Betroffene die Selbsthilfegruppe nicht mehr besuchen.

Der Glaube an sich selbst

Die stärkste Energie im Menschen ist sein Glaube. Viele denken, dass der Wille die stärkste Energie sei. Untersuchungen haben jedoch gezeigt, dass Suchtkranke nach einer Therapie dann die besten Aussichten haben, abstinent zu bleiben, wenn sie daran glauben konnten, dass sie es schaffen. Fachleute sprechen in diesem Zusammenhang von Abstinenzzuversicht. Diejenigen, die daran zweifeln, abstinent bleiben zu können, haben keine gute Prognose. Gleichzeitig sollte der Glaube jedoch auf realistischen Füßen stehen. Denn häufig passieren Rückfälle wegen Selbstüberschätzung. Eine gesunde Vorsicht ist besonders in der ersten Zeit der Abstinenz wichtig, z. B. die Sorge für eine suchtmittelfreie Umgebung. Auch sollte man sicher sein (daran glauben können), dass man aus einer bestimmten Situation genau so abstinent herauskommen kann, wie man hineingegangen ist.

Glaube kann bekanntlich Berge versetzen und ist für zufriedene Abstinenz von großer Bedeutung:

- der Glaube daran, dass man in einer Gesellschaft, die Alkohol und Medikamente in großen Mengen konsumiert, auch ohne Suchtmittel gut und glücklich leben kann;
- dass man jedes Problem ohne Betäubung besser lösen kann,
- dass die Suchtkrankheit unheilbar ist und jeder Versuch, kontrolliert trinken oder andere Suchtmittel konsumieren zu wollen, zum Scheitern verurteilt ist.

7. Nicht stoffgebundene Süchte

Der Begriff »*nicht stoffgebundene Süchte*« hat sich in der Fachsprache etabliert und meint die Süchte, die ohne die Zufuhr von irgendwelchen Chemikalien zu einem Abhängigkeitsproblem führen. Die Liste dieser Süchte ist lang, denn viele Verhaltensweisen können süchtig machen. Man spricht z. B. von Arbeitssucht, Esssucht, Magersucht, Kaufsucht, Sexsucht, Spielsucht, Beziehungssucht, usw. Bei den stoffgebundenen Süchten wird dem Körper ein Stoff zugeführt, der bestimmte gewünschte Reize verursacht. Bei nicht stoffgebundenen Süchten werden körpereigene Wirkstoffe aktiviert: Morphin, Adrenalin, Endorphine, Amphetamine u. Ä. In diesem Zusammenhang ist es auch nicht verwunderlich, dass Betroffene den »Entzug« von einem süchtigen Verhalten, etwa von süchtigem Arbeiten, wie den »normalen« Entzug von einer Droge erleben. Sie leiden unter innerer Unruhe, Angstzuständen, Schlaflosigkeit, Herzbeschwerden usw. Die häufigsten nicht stoffgebundenen Süchte sind Arbeiten und Essen.

Arbeitssucht

Vorbemerkung:

Ein typischer Weg in die Rückfälligkeit bei Alkohol- und Medikamentenabhängigen ist die Arbeitssucht. Dies zeigt sich bei vielen Patienten, die zu einer Wiederholungsbehandlung in unsere Klinik kommen.

Herr S. hatte seine Suchterkrankung in der ersten Entwöhnungsbehandlung akzeptiert. Seinen Entschluss, abstinent zu bleiben, hatte er gefasst. Nach der Entlassung aus der Klinik fand er gleich wieder einen Arbeitsplatz. Allen wollte er zeigen, dass er wieder »der Alte« war. Mit allen Mitteln setzte er sich für seine Arbeit ein. Mit Perfektion und großer Energie gewann er bald die Wertschätzung seines Vorgesetzten, der ihn förderte und ihm bald mehr Verantwortung übertrug. Dies bedeutete auch, dass er mit der vorgesehenen

Arbeitszeit nicht mehr auskam. Für Herrn S. war es selbstverständlich, Überstunden zu machen. Er identifizierte sich mit seiner Arbeit und war stolz darauf, die Schulden, die sich während seiner »nassen Zeit« angesammelt hatten, in vergleichbar kurzer Zeit zurückzahlen zu können. Zunehmend drehte sich sein Leben nur noch um seine Arbeit. Er arbeitete dreizehn bis vierzehn Stunden am Tag, meist auch an den Wochenenden. Freunde und Bekannte sah er jetzt nur noch selten, Freizeit oder Urlaub hatte Herr S. nicht oder kaum. Herr S. geriet in einen Zustand, der es ihm nicht mehr erlaubte, sich mit etwas anderem zu beschäftigen als mit seiner Arbeit. Zunehmend stellten sich Beschwerden ein. Vor allem gelang es ihm immer weniger zu entspannen, sich zu erholen. Schlafstörungen brachten ihn in einen bedrohlichen Teufelskreis. Herr S. war unfähig, sein exzessives Arbeitsverhalten zu korrigieren, und unfähig, sich zu erholen und zu schlafen. Sein Zustand wurde immer qualvoller, die Notwendigkeit, endlich zur Ruhe zu kommen, immer dringlicher. Der Griff zu Suchtmitteln erfolgte fast zwangsläufig. Herr S. wurde rückfällig, zunächst mit Schlafmitteln, (Benzodiazepinen), später wieder mit Alkohol.

Ohne es zu bemerken war Herr S. arbeitssüchtig geworden. Während einer erneuten Entwöhnungsbehandlung verstand er, dass er versucht hatte, seine emotionalen Probleme über Arbeit zu lösen. Vor allem sollte Arbeit ein Mittel sein, seine Minderwertigkeitsgefühle zu kompensieren. Er war zwar entschlossen, abstinent zu bleiben, konnte jedoch nicht wirklich akzeptieren, suchtkrank zu sein. Über Arbeit versuchte er, sich von seinem Scheitern und seinen Niederlagen zu distanzieren. So als wollte er die Suchtkrankheit »wegarbeiten«, flüchtete er sich in die Arbeit. Er funktionalisierte seine Arbeit zu einem Problemlöser, was jedoch nicht zu einem befriedigenden Resultat verhalf.

Um Arbeitssucht zu verstehen, ist es notwendig zu erkennen, welche Funktion die Arbeit hat bzw. haben kann. Grundsätzlich ist Arbeit wichtig und hat meist positive Funktionen.

1. *Lebensunterhalt*

Für viele Menschen ist Arbeit ein notwendiges Übel, um den

Lebensunterhalt zu verdienen. Sie tun mehr oder weniger ihre Pflicht, kommen aber nicht auf die Idee, wesentlich mehr zu arbeiten als sie müssen. Eine weitere Funktion von Arbeit ist, eine Tagesstruktur zu vermitteln.

2. *Tagesstruktur*
Ohne Tagesstruktur besteht die Gefahr der emotionalen Verwahrlosung. Selbstverständlich kann und sollte Arbeit auch Spaß und Freude machen.

3. *Wert und Sinn*
Durch Arbeit wird das ökonomische und kulturelle Überleben der Gesellschaft mit gewährleistet. Arbeit gibt dem Leben möglicherweise Sinn und Wert. Glücklich ist, wer seine Arbeit liebt und sie als Bereicherung erlebt. Die Lust an der eigenen Tätigkeit gehört mit zu den Urbedürfnissen des Menschen. Solange neben der Arbeit noch weitere Interessen bestehen und befriedigende Sozialkontakte vorhanden sind, besteht nicht die Gefahr, arbeitssüchtig zu werden. Dies ist bei der nächsten Funktion, die Arbeit auch haben kann, zunehmend nicht mehr der Fall.

4. *Flucht und Betäubungsmittel*
Problematischer ist, wenn man sich in Arbeit flüchtet. Die Frustration über die eigene Lebenssituation ist so stark, dass nur noch Arbeit Erleichterung vermittelt. Arbeit bekommt damit eine gefährliche Funktion. Sie wird zum Problemlösungsmittel, von dem man immer mehr braucht. Der Beschäftigte beginnt das Ende der Arbeit zu fürchten, da er dann mit unangenehmen Gefühlen konfrontiert wird. Lieber arbeitet er länger und zögert das Ende der Arbeitszeit hinaus. Arbeit wird immer öfter wie eine Droge eingesetzt, die das eigentliche Problem nur übertüncht. Ein Arbeitssüchtiger beschreibt dies so:
»Ich habe gearbeitet, um Lob und Anerkennung zu bekommen. Anfangs wurde ich auch gelobt, später war mein Einsatz selbstverständlich, er wurde geradezu erwartet. Arbeit war aber auch eine Flucht vor den Problemen, die ich in der Ehe hatte.«
Exzessives Arbeitsverhalten ist mitunter auch ein Mittel gegen sexuelle Frustration. Wer völlig erschöpft nach Hause kommt, hat keine sexuellen Bedürfnisse mehr.
Wird Arbeit wie ein Problemlösungsmittel missbraucht, entwi-

ckelt sich früher oder später ein Abhängigkeitsproblem. Ohne Arbeit fühlen sich die Betroffen unruhig, leer und sinnlos. Es entwickelt sich ein innerer Zwang zu arbeiten, der vergleichbar ist mit dem Kontrollverlust bei anderen Suchtkrankheiten. Es werden Erklärsysteme entwickelt, die das exzessive Arbeiten rechtfertigen: »*Die Firma braucht mich; ich bin der Einzige, der das kann; ich brauche das Geld für meine Verpflichtungen.*«

Wie bei anderen Suchtkrankheiten auch will der Betroffene sein Suchtverhalten nicht sehen, er verleugnet es. »*Nein, so schlimm ist das nicht, die Arbeit macht mir Spaß!*« Dann wieder stellen sich Schuldgefühle ein: »*Ich weiß, dass ich viel zu viel arbeite; dass ich meine Familie (Freunde) vernachlässige, dass meine Gesundheit Schaden nimmt ...*« Immer mit der Absicht: »*Morgen ändere ich das*«, oder: »*Wenn das Projekt abgeschlossen ist, werde ich ganz anders arbeiten.*« Es sind Vorsätze, deren Realisierung nicht möglich ist, weil die Krankheit, die Arbeitssucht, nicht akzeptiert und in ihrem Ausmaß unterschätzt wird.

Arbeitssüchtige hetzen sich mitunter selbst in Krankheit und Tod, der durch Herzinfarkt oder Schlaganfall eintritt. In Japan wird dieses Problem »Karoshi«, Tod durch Überarbeitung, genannt.

Die Beschreibung dieses Krankheitsbildes macht nachvollziehbar, dass Betroffene fast unweigerlich zu Beruhigungsmitteln greifen. Ihre Psyche ist nur noch mit chemischen Mitteln zu beeinflussen; die Entwicklung einer stoffgebundenen Suchtkrankheit ist daher sehr wahrscheinlich! Unterschiedlich lange vermögen Alkohol oder andere Drogen den Teufelskreis der Arbeitssucht zu unterstützen und zu ermöglichen. Zunehmend kommt es dann zwangsläufig zu Ausfällen. Der Süchtige benötigt immer größere Mengen Suchtmittel, die ihn schließlich zusammenbrechen lassen. Es geschieht häufig, dass ein Suchtverhalten mit einer neuen Droge bekämpft wird.

Ein gestörtes Arbeitsverhalten sollte im Rahmen einer Entwöhnungsbehandlung mit bearbeitet werden. Nicht selten ist dann zu erkennen, dass das erste Suchtmittel Arbeit war und dann erst eine psychoaktive Substanz wie Alkohol.

Die Behandlung der Arbeitssucht

Die Behandlung der Arbeitssucht folgt den Grundsätzen, die sich auch in der Behandlung anderer Süchte bewährt haben.

Der erste Schritt ist auch hier die Krankheitseinsicht. Wie bereits erwähnt, versuchen Arbeitssüchtige, ihre Sucht zu verheimlichen: vor anderen, aber auch vor sich selbst. Die Arbeitssucht als Krankheit zu akzeptieren fällt nicht leicht, da nicht sein kann, was nicht sein soll. Der Abwehrmechanismus der Verleugnung ist also auch bei dieser Erkrankung zu überwinden. Hilfreich ist der Kontakt mit anderen Betroffenen, die in der Bearbeitung ihrer Krankheit bereits weiter fortgeschritten sind. Krankheitseinsicht lässt sich am besten über Identifikation vermitteln.

Wie bei jeder Suchterkrankung ist Abstinenz die Voraussetzung für die Bewältigung der Krankheit. Natürlich können Menschen in einer Leistungsgesellschaft nicht völlig auf Arbeit verzichten. Die totale Abstinenz, wie beispielsweise bei Alkohol ist daher nicht möglich. Aber es ist möglich, auf die Droge Arbeit zu verzichten. Abstinenz muss hier so definiert werden:

- Ich arbeite, um meinen Lebensunterhalt zu verdienen
- Ich arbeite nicht mehr, um meine Probleme zu betäuben, zu vergessen, mein Selbstwertgefühl aufzurichten usw.

Die Arbeit wird also auf ihren eigentlichen Sinn reduziert. Arbeit kann Freude machen, aber sie ist zunächst nur die Erfüllung einer Pflicht. Von besonderer Bedeutung ist das Einhalten fester Regeln, z. B. keine Überstunden mehr zu machen. Besonders schwierig ist dies bei Menschen, die keine festen Arbeitszeiten haben. Sie müssen sich trotzdem den zeitlichen Rahmen geben und einhalten, in dem sie arbeiten. Rückfällig ist derjenige, der den zeitlichen Rahmen verlässt und wieder ungehemmt arbeitet. Von größter Bedeutung ist, Alternativen für Arbeit aufzubauen. Dies fällt Arbeitssüchtigen schwer, da sie es verlernt haben, Freunde zu haben, Konflikte in der Familie zu lösen, ein Hobby zu pflegen usw.

Esssucht

In einer Überflussgesellschaft ist der Umgang mit Essen für viele Menschen problematisch: Viele leiden unter gestörtem Essverhalten, etwa darunter, dass sie übergewichtig sind und nicht den gängigen Idealbildern entsprechen. Die Probleme mit dem Essen können sehr unterschiedlich sein. Eine Person mit Übergewicht kann durchaus unter den inneren und äußeren Folgen der Überernährung leiden, ohne esssüchtig zu sein. Viele Übergewichtige fühlen sich zudem wohl in ihrer Haut und stehen zu ihrem Gewicht.

Manchmal hat Essen jedoch den Charakter einer Droge. An dieser Stelle soll es um das Problem des süchtigen Essverhaltens gehen.

Im Wesentlichen hat Essen vier Funktionen:

1. *Die Ernährung des Körpers*

   Essen hat in erster Linie die Funktion, den Körper mit den lebensnotwendigen Stoffen zu versorgen. Dazu gehören Kohlehydrate, Vitamine, Eiweiße, Spurenelemente usw. Eine gesunde Ernährung ist für den Körper lebenswichtig.

2. *Die Vermittlung von Lust und Genuss*

   Essen kann Lustgefühle erzeugen. Das Schmecken gehören zu den fünf Sinnen des Menschen. Wenn die Fähigkeit zu schmecken verloren gegangen ist, wird dies als massive Einschränkung der Genussfähigkeit erlebt. Die Befriedigung, die über Essen erreicht wird, ist ähnlich wie Sex ein Grundbedürfnis des Menschen.

3. *Esskultur*

   Das gemeinsame Mahl, etwa in der Familie oder bei einem Fest, hat eine bindende Funktion in der Gemeinschaft und ist in allen Kulturen zu finden. Die Familie, die sich nicht mehr zum gemeinsamen Mahl trifft, ist vom Zerfallen bedroht.

4. *Essen als Beruhigungsmittel*

   Mit Essen kann man sich beruhigen, auch trösten. Unter Binge-Eating versteht man exzessives Essen mit dem Ziel, eine gewisse Betäubung zu erzielen. Essen hat dann also die Funktion eines Betäubungsmittels. Wenn Essen überwiegend zum Suchtmittel wird, kann man die typischen Probleme und Merkmale der Esssucht beobachten.

Schon Kinder können esssüchtig sein. Der Einstieg in eine Sucht-krankheit erfolgt nicht selten über Esssucht. Nach einer ersten Phase des Missbrauchs von Essen werden die Folgen von exzessivem Essen immer dramatischer. Esssüchtige haben die Kontrolle über ihr Ess-verhalten verloren. Nicht mehr sie selbst entscheiden über die Nah-rungsmenge, die sie zu sich nehmen, sondern sie entwickeln – ähn-lich wie bei einer stoffgebundenen Sucht – eine unwiderstehliche Gier, Essen in großen Mengen in sich hineinzustopfen (Kontrollver-lust).

Merkmale der Esssucht:

- *Starke Schuldgefühle*
  Da Esssüchtige nicht in der Lage sind, ihr Essverhalten selbst zu steuern, empfinden sie fast permanent Schuldgefühle. Der Betrof-fene kann sich nicht an irgendwelche Vorgaben halten, die er sich selbst macht oder von anderen bekommt, und so untergraben Schuldgefühle sein Selbstwertgefühl. Dies führt unweigerlich da-hin, dass er sich wieder mit Essen betäubt.

- *Ständiges Denken an Essen*
  Essen wird zum zentralen Thema im Leben. Ständig kreisen die Gedanken um die Beschaffung der Nahrung, denn die einzige Möglichkeit, sich eine gewisse Erleichterung zu verschaffen, fin-det über Essen statt. Insgesamt leiden Betroffene jedoch extrem unter ihren Essexzessen.

- *Das Sättigungsgefühl geht verloren*
  Ein wesentliches Merkmal der Esssucht ist das Ausbleiben des Sät-tigungsgefühls. Trotz der Aufnahme riesiger Nahrungsmittelmen-gen wird der Esssüchtige nicht mehr satt. Er fühlt sich schließlich nur noch leer und schlecht. Diese unliebsamen Gefühle versucht er wiederum mit erneutem Essen zu betäuben.

- *Verlust von Lebensfreude*
  Die Genussfähigkeit verschwindet, da der Esssüchtige sich immer wieder »überessen« muss. Der Magen wird bis zum extremen Völ-legefühl überdehnt. Die Betroffenen fühlen sich zunehmend hilflos der eigenen Gier ausgeliefert. Dies erlebt jeder als eine existenzielle Bedrohung. Die eigene Situation erscheint immer hoffnungslo-ser, zunehmend wird der Esssüchtige depressiv und suizidal. Das Leben wird immer qualvoller; er fühlt sich verstärkt unfähig,

Erwartungen, die er sich selbst gestellt hat oder die von anderen an ihn herangetragen werden, zu bewältigen. Er hasst sich wegen seiner Haltlosigkeit und empfindet Ekelgefühle dem eigenen Körper gegenüber. Zunehmend schwindet sein Selbstwertgefühl.

- *Konsum von chemischen Helfern*
Eine Folge des exzessiven Essens ist naturgemäß die dramatische Zunahme des Körpergewichts. Um abzunehmen konsumieren Esssüchtige z. B. Abführmittel und Appetitzügler (die meistens ein Suchtpotenzial enthalten). Eine Patientin, die als Arzthelferin tätig war und sich mit Medikamenten auskannte, nahm Präparate, die die Aktivität der Schilddrüse steigerte, oder ein Medikament gegen Asthma, welches als Nebenwirkung eine Beschleunigung des Stoffwechsels hat. Viel häufiger greifen Esssüchtige jedoch zu anderen Drogen, etwa Alkohol, Benzodiazepinen, Cannabis, Amphetaminen u. Ä. In aller Regel findet so ein »Umsteigen« von einer Droge (Essen) auf eine andere statt. Der Weg in eine stoffgebundene Abhängigkeit ist vorgezeichnet. Patienten berichten, dass sie entweder exzessiv aßen, exzessiv tranken, Drogen konsumierten oder aber beides kombinierten.

- *Körperliche Schäden*
Die exzessive Nahrungsaufnahme führt bei vielen Betroffenen zu massivem Übergewicht. Die inneren Organe werden extrem belastet, ebenso das Skelett: Die Betroffenen leiden an Stoffwechselstörungen, wie Diabetes oder an Schäden der Gelenke wegen ständiger Überbeanspruchung. Zudem leiden sie seelisch unter dem Übergewicht. Elvis Presley war nicht nur drogenabhängig, sondern auch esssüchtig. Er starb an Kreislaufversagen nach exzessivem Essen.

- *Erbrechen (Bulimie)*
Unmittelbare Erleichterung verschaffen sich viele Esssüchtige, indem sie die Nahrung wieder erbrechen. Hierdurch geraten sie leicht in einen neuen, zusätzlichen Teufelskreis: Das Erbrechen wird zum Zwang. Tagtäglich werden riesige Nahrungsmittelmengen benötigt, die für viele auch eine finanzielle Belastung bedeuten. Auch bei der Bulimie ist ein Kontrollverlust zu erkennen.

Die Behandlung der Esssucht ist schwierig und leider häufig von Misserfolgen begleitet. Der erste Schritt ist auch hier die Krankheitseinsicht. Dies fällt den Betroffenen unterschiedlich schwer. In gravierenden Fällen besteht großer Leidensdruck, sodass die Einsicht, esssüchtig zu sein, bald zu erarbeiten ist. Das größere Problem besteht darin, das süchtige Essverhalten zu korrigieren.

Wie bei anderen Suchtformen kann nur Abstinenz helfen. Eine totale Abstinenz vom Essen ist selbstverständlich nicht gemeint. Wie weiter oben beschrieben, setzen Esssüchtige Nahrungsmittel wie eine Droge ein; hiervon gilt es abstinent zu werden!

Der Verlust der Kontrolle über das eigene Essverhalten bewirkt ein chaotisches Verhalten. Die Betroffenen sind zunächst nicht in der Lage zu unterscheiden, wann sie aus Frust, Gier, Wut, Unsicherheit oder ähnlichen Gründen essen. Daher ist es notwendig, sich auf eine Regel einzulassen, die das Essverhalten strukturiert und korrigiert. Folgende Verfahrensweise hat sich als außerordentlich erfolgreich erwiesen:

- Es werden drei Mahlzeiten täglich eingenommen: jeweils morgens, mittags und abends. (Dies entspricht der alten Tradition fast aller Kulturen.)
- Jede weitere Nahrungsaufnahme zwischendurch wird eingestellt.
- Jede Mahlzeit ist in der Menge festgelegt, die sich am körperlichen Bedarf orientiert (z. B. zum Frühstück zwei Scheiben Vollkornbrot; mittags eine normale Portion, von allem etwas; zum Abendessen zwei Scheiben Vollkornbrot, normal belegt).
- Kein Zucker oder zuckerhaltige Getränke (nur Kaffee, Tee, Mineralwasser).
- Kein Süßstoff, da dieser Hungergefühle auslöst.
- Keine Gewichtskontrolle.
- Langsam essen.

Esssüchtige erleben die ersten Tage wie einen Entzug vom Alkohol, wenn sie sich an diese Regeln halten. Neben starken Hungergefühlen klagen sie über Unsicherheit, innere Unruhe, Angst- und Wutgefühle. Der »Entzug« vom Essen dauert etwa drei Wochen. Danach hat sich der Körper an die regelmäßigen Mahlzeiten gewöhnt. Hungergefühle treten dann nur noch vor den Mahlzeiten auf. Das Sättigungsgefühl kehrt zurück und damit auch Zufriedenheit mit dem Essen. Allmählich stellt sich die Genussfähigkeit wieder ein. Zunehmend gewinnen die Betroffenen ihre wahre Persönlichkeit zurück. Die depressiven Gefühle werden weniger, die Stimmung hellt sich auf; das Gefühl, der eigenen Gier völlig ausgeliefert zu sein, verliert sich.

Abstinent bleiben

Wie bei jeder Suchterkrankung ist das bleibende Problem die Kunst, abstinent zu bleiben. Rückfälle in alte Essgewohnheiten sind aber leider häufig. Der Selbstbetrug beginnt, wenn von den festen Abstinenzregeln abgewichen wird. Die Parallelen etwa zur Alkoholkrankheit sind deutlich: » *Ein Eis oder ein Stück Kuchen zwischendurch kann ja nicht schaden ...* « Schleichend geraten die Betroffenen wieder in die alten Verhaltensmuster. Die Krankheitseinsicht kann leicht wieder verloren gehen.

Die Bearbeitung der Hintergründe

Wie bei jeder anderen Suchterkrankung sind auch die Hintergründe der Esssucht unterschiedlich. Nicht selten beginnt die Störung bereits während der Kindheit. Ein Mangel an Liebe, Aufmerksamkeit oder Zuwendung wird mit Nahrung kompensiert. Viele Kinder entwickeln so bereits früh ein gestörtes Essverhalten. Eine verwöhnende Erziehung bewirkt einen Mangel an Frustrationstoleranz; Essen wird oft zum Trost- und Beruhigungsmittel.

Später wird Essen auch als Ersatz für befriedigende Sexualität missbraucht. Sexuelle Bedürfnisse z. B. verschwinden nach exzessivem Essen.

Mit Essen werden Unzufriedenheiten in der Partnerschaft kompensiert, Frust und Stress betäubt und/oder Langeweile, Leere und Sinnlosigkeit bekämpft. Nicht selten wird Essen nach dem Absetzen einer anderen Droge, etwa Alkohol, missbraucht. Die Droge hinterlässt ein Gefühl von Leere und Unzufriedenheit, welches mit Essen kompensiert wird. Dabei handelt es sich um das bekannte Problem des »Umsteigens« von einer Droge auf eine andere.

Bei der Esssucht geht es wie bei jeder Suchterkrankung darum, die wahren Bedürfnisse zu befriedigen. In der Regel bedeutet dies: konfliktfähiger, beziehungsfähiger und liebesfähiger zu werden.

Die Magersucht (Anorexia nervosa)

Hungern – ein Suchtmittel

Hungern kann tatsächlich zum Suchtmittel werden. Magersüchtige bringen ihren Körper mit Hilfe exzessiven Hungerns dazu, Hormone mit aufputschender Wirkung zu produzieren. Die Haupt- und Nebensymptome der Magersucht haben große Ähnlichkeiten mit denen einer Amphetaminabhängigkeit (Aufputschmittelabhängigkeit). Dies wird am ehesten verständlich, wenn man sich bewusst macht, dass Menschen in ihrer Entwicklungsgeschichte gezwungen waren, große Hungerperioden zu überstehen. In einer Hungerphase ist der Stoffwechsel reduziert, da nichts mehr zur Verdauung zur Verfügung steht. Damit ein Mensch trotzdem leistungsfähig bleibt, schaltet der Körper sozusagen auf ein Notaggregat um: Er produziert körpereigene Aufputschmittel, die dem Amphetamin sehr ähnlich sind. Exzessives Hungern verursacht bei manchen Menschen einen Hungerrausch. Auch Personen, die radikal fasten, beschreiben diesen Zustand als sehr angenehm, nachdem die erste Phase überstanden ist.

Magersüchtige bringen also ihren Körper dazu, sein eigenes Suchtmittel zu produzieren. Sie haben die Kontrolle verloren (Kontrollverlust) und können mit dem Hungern nicht mehr aufhören. Jede Nahrungsaufnahme führt jetzt dazu, dass sie in einen »Entzug« mit äußerst unangenehmen Konsequenzen geraten. Extreme Müdigkeit, Verstimmungszustände, aggressive Gefühle wechseln mit depressiven Stimmungen, innerer Unsicherheit, Panik u. Ä. Insgesamt erleben die Betroffenen die Nahrungsaufnahme als so unerträglich, dass sie mit allen Mitteln versuchen, zum exzessiven Hungern zurückzufinden, damit der Körper wieder Suchtmittel produziert.

Während der ersten Phase der Krankheitsentwicklung sind Magersüchtige meist extrem aktiv. Sie treiben Sport, leisten viel und haben das Gefühl von Überlegenheit, weil sie ja so diszipliniert sind. Sie sind völlig unzugänglich gegenüber Menschen, die sie zur Nahrungsaufnahme bewegen wollen. Ihr »Erklärsystem« lautet: »*Ich bin zu dick, darum muss ich weiter fasten.*« Da dies nicht der Realität entspricht (denn sie sind längst untergewichtig), kommt es zu einer »Körperschemastörung«, d. h. zu einer völlig unrealistischen Körperwahrnehmung.

Nicht selten nimmt die Erkrankung einen chronischen Verlauf. Häufig anzutreffen ist die Kombination von Magersucht und Bulimie. Auch das Umsteigen auf Drogen ist zu beobachten. Eine Patientin berichtete, dass der Konsum von Alkohol wieder eine normalere Ernährung ermöglichte. Sie wurde jedoch rasch alkoholabhängig, und in der folgenden Zeit wechselten sich magersüchtige Phasen mit exzessivem Trinken ab.

Die Behandlung der Magersucht

Aus dem bisher Beschriebenen geht hervor, dass auch bei Magersucht ein »Entzug« notwendig ist. Der Körper muss wieder lernen, ohne körpereigene Suchtmittel zu existieren. Dies wird nur durch eine schrittweise Heranführung an eine regelmäßige Ernährung erreicht. Eine medikamentöse Unterstützung mit Antidepressiva, um den »Entzug« zu mildern, ist meist angemessen. Ähnliche Regeln, wie sie für Esssüchtige erarbeitet wurden, gelten auch für Magersüchtige. Bulimiker werden vom Erbrechen abstinent, indem sie die Nahrungsmengen in kleinen Schritten steigern und eine regelmäßige Ernährung (ohne Fressattacken) praktizieren.

Die Abstinenzregel für die Magersucht lautet: *Hungern darf nicht mehr als »Problemlöser« oder »Suchtmittel« eingesetzt werden.* Für Essgestörte ist die »Entkoppelung« von emotionalen Problemen und Nahrungsaufnahme, dazu gehört auch Hungern, notwendig (abstinentes Essen). Der völlige Verzicht auf Schokolade und Süßigkeiten ist für viele Esssüchtige richtig. Eine gesunde, regelmäßige Nahrungsaufnahme ist die Basis, auf der die Bearbeitung der Hintergründe des gestörten Essverhaltens erst möglich wird.

Insbesondere junge Frauen geraten in den Teufelskreis der Magersucht. Der modische Wahn, extrem schlank sein zu wollen, führt zu exzessivem Hungern und zu einem gestörten Essverhalten. Die Hintergründe für eine Magersucht sind nicht selten in problematischen Beziehungen innerhalb der Familie zu finden:

- Ein pubertierendes Mädchen kann sich nicht mit der Mutter und der weiblichen Rolle identifizieren. Hungern hat hier die zusätzliche Funktion, weibliche Rundungen zu verhindern,
- Hungern ist mitunter ein Protest gegen überhöhte Ansprüche und Erwartungen von Eltern, die mit ihrem Kind glänzen wollen,[14]
- sexuelle Traumatisierung,
- Zurückweisungen durch einen Elternteil oder beide Eltern,
- der Autonomie-Abhängigkeits-Konflikt.

Wie bei jeder Suchterkrankung ist die Bearbeitung der Hintergründe einer Magersucht notwendig und eine Aufgabe der Psychotherapie.

Weitere nicht stoffgebundene Süchte

In Kurzform sollen im Folgenden verschiedene andere Suchtformen behandelt und ihre wesentlichen Aspekte beschrieben werden.

Spielsucht

Wie jede Sucht ist auch die Spielsucht ein Hinweis auf eine tiefer liegende Störung. Der Kampf des Spielsüchtigen mit einem Automaten oder einem Spielsystem soll dazu dienen, die Überlegenheit über einen stärkeren Gegner zu beweisen. Hier spiegelt sich meist sein inneres Problem wider. Mit Spielen sollen Minderwertigkeitsgefühle kompensiert werden. *Tief im Inneren fühlen sich Spielsüchtige wie Verlierer, die sich selbst immer wieder beweisen wollen, dass sie keine Verlierer sind.* Die Versuche, mit Spielen das Gegenteil zu beweisen, müssen jedoch scheitern.

Der Spielsüchtige verliert beim Spiel den Kontakt zur Realität, steigert sich in einen Rausch und verliert die Kontrolle über sein Spielverhalten. Er kann erst aufhören, wenn er kein Geld mehr hat.

Nach dem Spiel erlebt er Depression und Leere. Er hat Schuldgefühle und macht sich Selbstvorwürfe, die sein schwaches Ich weiter schädigen. Dies wiederum führt zu dem starken Bedürfnis, weiter zu spielen. Wenn Spielsüchtige gewinnen, bedeutet dies lediglich, dass sie länger spielen können bzw. das Risiko erhöhen können. Letztlich werden sie jedoch, wenn sie den Spielort verlassen, nichts mehr besitzen (Kontrollverlust).

Im fortgeschrittenen Stadium der Spielsucht gehen wesentliche Qualitäten der Persönlichkeit verloren. Es kommt zur Vernachlässigung der Familie, die Spielsüchtige in existenzielle Nöte bringen, zu Verlust von Zuverlässigkeit und Ehrlichkeit, moralischem Verfall, Beschaffungskriminalität, Verlust der Selbststeuerung (Ich kann mir selbst nicht mehr trauen) usw.

Die Krankheit kann nur mit absoluter Abstinenz vom Spielen zum Stillstand gebracht werden. Die Bearbeitung der Ursachen der Spielsucht ist wiederum Aufgabe der Psychotherapie. Der Hintergrund ist meist eine Selbstwertproblematik bzw. eine narzisstische Persönlichkeitsstörung. Der Besuch einer Selbsthilfegruppe für süchtige Spieler AS (Anonyme Spielsüchtige) ist dringend anzuraten.

Meist haben Spielsüchtige in ihrer aktiven Zeit hohe Schulden. Ein Teil der Verantwortungsübernahme besteht darin, diese Schulden zurückzuzahlen. Wenn ein Spieler aufhört, seine Schulden zurückzuzahlen, wird er in der Regel rückfällig.

Internetsucht

Die neuen Medien, insbesondere das Internet, bieten für bestimmte Personen starke Anreize. Die Flucht vor einer grauen, trostlosen Welt, die Flucht vor Konflikten, Kränkungen und Minderwertigkeitsgefühlen in eine bunte Scheinwelt kann suchtartigen Charakter annehmen.

Gefährdet sind besonders männliche Personen unter 18 Jahren und Hausfrauen. Viele Stunden werden täglich im Netz verbracht, wo zunehmend das ›eigentliche‹ Leben stattfindet. Ein Kontrollverlust besteht insofern, als die Betroffenen wesentlich länger vor dem PC verbringen als geplant. Nächte werden durchgemacht, Schlafmangel führt zu psychischen Problemen sowie zu sozialen Auffälligkeiten, weil man übermüdet oder gar nicht am Arbeitsplatz (in der Schule) erscheint. Soziale Isolierung und der Verlust anderer Interessen ist zu beobachten. Während der Zeit, in der man nicht im Netz ist, stellen sich Entzugserscheinungen in Form von Unruhe, Nervosität, Konzentrationsstörungen, Reizbarkeit und Verstimmung ein.

Diese Problematik wird an Bedeutung zunehmen, weil

- die virtuellen Welten perfekter und lebensechter werden und damit immer stärkere Reize liefern,
- in einer stetig anspruchsvolleren und komplizierteren Gesellschaft immer mehr Menschen den eigenen Erwartungen und denen anderer nicht mehr gerecht werden. Die Flucht in eine Scheinwelt mit dem Verlust von Realitätsbezug wird für viele zur Falle.

Hintergrund der Internetsucht ist immer eine tiefer liegende Störung. Eine Therapie wird nach ähnlichen Gesichtspunkten wie bei anderen Suchterkrankungen durchgeführt.

Sportsucht

Sportsüchtige bringen ihren Körper, ähnlich wie Magersüchtige, über die körpereigene Hormonproduktion dazu, Endorphine zu produzieren. So verursachen sie mit Hilfe des exzessiven Sporttreibens einen Rauschzustand. Betroffene suchen diesen Kick immer wieder, selbst dann noch, wenn sie körperlich längst nicht mehr dazu in der Lage sind, etwa weil Gelenke geschädigt sind (Kontrollverlust). Sport wird zum zentralen Lebensinhalt; ohne Training stellen sich Entzugserscheinungen wie innere Unruhe, Verstimmung, Leeregefühle, Schuldgefühle oder auch eine Depression ein.

Viele Sportsüchtige versuchen, eine ideale Figur zu erreichen, schlank zu werden und zu bleiben oder auch Muskeln aufzubauen. Nicht selten ist mit der Sportsucht auch eine Essstörung verbunden, insofern versucht wird, übermäßiges Essen mit übermäßigem Training zu kompensieren. Sportsucht führt zu körperlichen Schäden, zu sozialer Isolation, oft zum »Umsteigen« auf andere, auch stoffgebundene Süchte.

Auch die Behandlung der Sportsucht erfolgt nach dem schon bekannten Muster von Krankheitseinsicht, Abstinenz und Bearbeitung der Hintergründe. Die tiefer liegenden Probleme Sportsüchtiger sind denen von Arbeitssüchtigen ähnlich. Es geht um die Bearbeitung der Leistungs- und Selbstwertproblematik, um Beziehungsstörungen und sexuelle Probleme. Der gesamte Lebensstil ist zu hinterfragen sowie die Sinnfrage neu zu stellen.

Kaufsucht

In einer Konsumgesellschaft sind 6 bis 9 Prozent der Erwachsenen kaufsüchtig. Sie kaufen mit Vorliebe Sonderangebote, Geschenke und Billigprodukte, die ihren Kaufzwang scheinbar rechtfertigen. Sie überziehen ihr Konto und bringen sich in finanzielle Schwierigkeiten. Die Vorsätze, nicht noch weitere unnütze Dinge zu kaufen, werden nicht durchgehalten. Schuldgefühle und Selbstvorwürfe tragen zum Verlust des Selbstwertgefühls bei. Kaufsüchtige versuchen, ihre Sucht zu verheimlichen, und verstecken etwa ihre Einkäufe vor dem Partner.

Die Betroffenen versuchen, mit Kaufen Frust, Leere, Langeweile und Minderwertigkeitsgefühle zu betäuben. Frauen kaufen mit Vorliebe Kleidung, Kosmetika, Accessoires u. Ä., Männer teure Artikel wie Elektronik, Autos usw.

Für die Behandlung der Kaufsucht wird Abstinenzverhalten folgendermaßen definiert: *Kaufen wird nicht mehr als Problemlöser missbraucht.* Nach einer vorher festgelegten Liste werden nur die notwendigen alltäglichen Dinge des Lebens gekauft. In der ersten Zeit der Abstinenz ist es meist richtig, nur in Begleitung einzukaufen oder bestimmte Geschäfte nicht mehr aufzusuchen.

Die Hintergründe der Kaufsucht sind oft denen der Esssucht ähnlich: Frustration, ein Mangel an Zuwendung in der Kindheit, ein instabiles Selbstwertgefühl, das Gefühl vernachlässigt zu werden u. Ä.

Die Entwicklung eines eigenständigen Selbstwertgefühls, der Aufbau eigener Interessen und die Klärung der Sinnfrage sind übergeordnete Ziele in der Therapie.

8. Rückfall

Ein Suchtkranker ist rückfällig, wenn er nach einer Zeit der Abstinenz wieder bewusst psychoaktive Mittel zu sich nimmt. Nicht der erste Vollrausch, sondern das erste Glas, die erste Pille, der erste Joint usw. gilt als Rückfall.

Es stellt sich hier die Frage, warum viele Versuche, abstinent zu werden oder zu bleiben, scheitern. Ein Rückfall kann aus vielen Gründen erfolgen. Oft sind es geringfügige Anlässe. Von entscheidender Bedeutung ist jedoch die Tatsache, dass die Suchtkrankheit die Persönlichkeit verändert. Vor allem wird sie labiler, auch für Rückfälle. Dies erklärt, warum auch kürzere Behandlungen, etwa eine Entgiftung, nicht zum Erfolg führen. Die seelische Erholung dauert viele Wochen und Monate. Nur allmählich wird der Suchtkranke wieder stabiler und belastbar. Untermauert wird dies durch die moderne Hirnforschung. Untersuchungen haben gezeigt, dass das Gehirn sich während und nach einer Entgiftung nur allmählich erholt und Informationen erst nach Wochen, manchmal Monaten sicher verarbeitet. Dieser Zeitfaktor wird oft übersehen. Eine weitere Schwierigkeit, die im Zusammenhang mit der labilisierten Psyche steht, ist die Selbstüberschätzung. Es ist verständlich, dass der Suchtkranke so schnell wie möglich alles wiedergutmachen möchte, doch dafür sind Zeit und Geduld erforderlich. Gerade zu Beginn der Nüchternheit ist die Fähigkeit, Frustrationen zu ertragen, nicht stabil vorhanden. Wie nach jeder langen Krankheit braucht es Zeit, bis die alte Stabilität wiederhergestellt ist.

Die Rückfälligkeit ist nach einer stationären Entwöhnungsbehandlung besonders während der ersten drei Monate hoch. Wer diese überstanden hat, bleibt voraussichtlich länger abstinent.

Die Bearbeitung eines Rückfalls

Jeder Rückfall ist unter allen Umständen ernst zu nehmen. Niemals sollte er als Ausrutscher abgetan werden, sondern es gilt, ihn zu verstehen. Als Therapeut erlebe ich immer wieder, dass rückfällige Patienten sich nicht mit den Hintergründen ihrer Rückfälligkeit auseinandersetzen wollen. Zu schmerzhaft, zu beschämend ist der Vorfall. Sie ergehen sich in Selbstvorwürfen, Rechtfertigungen, Ausflüchten, Bagatellisierungen u. Ä. Am liebsten würden sie den Rückfall vergessen und verdrängen. Dies führt auf Dauer natürlich nicht zum Erfolg.

Es heißt, dass Rückfälle zur Krankheit gehören und das ist auch richtig. Jeder Rückfall kann unter dem Blickwinkel betrachtet werden, dass etwas gefehlt hat. Die Frage ist: Was? Manchmal muss man feststellen, dass vieles gefehlt hat. Der Rückfall macht Defizite deutlich, die es zu verstehen gilt. So schmerzhaft Rückfälle für den Betroffenen auch sind, tragen sie doch immer eine Botschaft in sich, die verstanden werden will. Wird sie nicht verstanden, ist die Wahrscheinlichkeit groß, dass der Suchtkranke durch die gleichen oder ähnlichen Umstände in die Sucht zurückfällt. Im Rückfall spiegelt sich meist das typische Problem des Suchtkranken wider.

Gründe für einen Rückfall

Um Rückfälle zu verstehen empfiehlt es sich, das Problem nach dem Zwiebelsystem zu betrachten: Wie bei einer Zwiebel lassen sich verschiedene Schichten einzeln ablösen, um so schließlich zum Kern, zum Keim vordringen zu können.

Rückfälligkeit aus Mangel an Krankheitsakzeptanz

Die erste Frage, die zu stellen ist, lautet: Hat der Suchtkranke die Krankheit überhaupt akzeptiert? Ist er krankheitseinsichtig?

Suchtkranke, die die Krankheit überhaupt noch nicht erkannt haben, werden früher oder später rückfällig, weil sie nicht aufhören wollen, Suchtmittel zu konsumieren. Sie haben nicht genügend Krankheitskenntnis oder ihnen fehlt die Akzeptanz, dass sie suchtkrank sind. In dieser Situation befinden sich die meisten Suchtkranken, wenn sie nach einer ersten Entgiftung nicht glauben können, dass sie krank sind. Nach dem Motto »Es kann nicht sein, was nicht sein darf« werden Versuche gestartet, kontrolliert zu trinken bzw. andere Suchtmittel zu konsumieren.

Die Erfahrungen, die Suchtkranke hier machen, sind unterschiedlich. Bei einigen hat es zunächst den Anschein, als wäre ein mäßiger Konsum möglich. Über Wochen und Monate gibt es dann vielleicht tatsächlich einen kontrollierten Konsum, der sich aber letztlich nicht durchhalten lässt. Früher oder später benötigt der Suchtkranke große Mengen an Suchtmitteln, oft mehr als zuvor. Bei den meisten dauert diese Phase bis zum erneuten zwanghaften Konsum jedoch nicht lange. Rückfällige Patienten berichten, dass sie auch nach jahrelanger Abstinenz nach dem ersten Schluck wieder exzessiv tranken.

Nach einer ersten Entwöhnungsbehandlung war Frau G. neun Monate abstinent, wurde dann aber wieder rückfällig. Zunächst wurde ihre soziale Situation nach der Therapie immer stabiler. Die Familie hatte sich daran gewöhnt, dass sie abstinent lebte, ihr Ehemann und ihre Kinder hatten wieder Vertrauen zu ihr. Anfangs besuchte sie auch regelmäßig eine Nachsorgegruppe sowie eine Selbsthilfegruppe. Als sie sich immer sicherer fühlte, glaubte sie, diese Gruppe nicht mehr zu benötigen. Trotz aller Warnungen trank sie nach einer Feier Rotwein. Sie wollte versuchen, kontrolliert zu trinken. Der Versuch misslang; bald stellte sich das zwanghafte Trinken wieder ein.

Der Rückfall von Frau G. ist leider typisch und geschieht häufig. Während der Entwöhnungstherapie hatte sie sich entschieden, abstinent zu bleiben. Sie hatte viel über die Suchtkrankheit gelernt und sich auch – allerdings, wie sich zeigte, zu oberflächlich – mit den Hintergründen ihrer Suchterkrankung beschäftigt.

Das Beispiel zeigt, dass die Krankheitsakzeptanz und damit der Wille, abstinent zu bleiben, verloren gehen können. Das Problem jedes Suchtkranken liegt darin, die Suchtkrankheit als Realität zu akzeptieren, auch wenn er sie nicht spürt. Der regelmäßige Besuch einer Selbsthilfegruppe ist daher eine Art Lebensversicherung. Hier wird der Glaube an die Krankheit gepflegt. Mitglieder, die rückfällig werden, bestärken andere in ihrem Willen, abstinent zu bleiben.

Kapitulation vor der Krankheit ist ein ständiges Muss. Täglich muss der Entschluss, abstinent zu bleiben, erneuert werden. Bei den Anonymen Alkoholikern heißt es: »*Nur für Heute will ich abstinent sein!*« Ihr 24-Stunden-Programm hat sich millionenfach bewährt.

Rückfälligkeit nach Kränkung und Verletzungen

Ein weiterer häufiger Grund für Rückfälligkeit ist Kränkung. Bei der Bearbeitung ihres Rückfalls wurde Frau G. bewusst, dass sie ihre Suchtkrankheit nie akzeptiert hatte. Sie war zwar abstinent und wollte nicht wieder zurück in den Terror der Sucht, dennoch wollte sie nicht suchtkrank sein. Die Tatsache, dass sie es trotzdem war, erlebte sie wie eine ständige Kränkung, eine Demütigung (siehe hierzu auch Kapitel 1: Tod und Auferstehung).

Die meisten Suchtkranken können Kränkungen schlecht ertragen, da sie oft frühe Kränkungen erleben mussten, die ihrem Selbstwertgefühl schadeten. Das Spektrum möglicher Kränkungen ist ungeheuer groß. An dieser Stelle kann ich daher nur einige typische Kränkungssituationen beschreiben. Grundsätzlich ertragen Menschen mit einer narzisstischen Persönlichkeitsstörung Kränkungen besonders schlecht. Fast für jeden Suchtkranken ist es daher wichtig, den Umgang mit Kränkungen zu erlernen.

Viele Suchtkranke fühlen sich durch Familienmitglieder gekränkt und finden keinen Weg, sich zu lösen. »*Immer wenn ich bei meiner Mutter zu Besuch war, habe ich mich betrunken*«, so die Aussage einer Patientin. Durch massive Vorwürfe, Abwertungen und Beschimpfungen fühlte sie sich verletzt und gekränkt. Sie war den Erwartungen der Mutter nie gerecht geworden. Obwohl sie seit vielen Jahren ein eigenständiges Leben führte, war die Mutter in der Lage, sie tief zu kränken. Nach den Besuchen bei der Mutter war sie daher verzweifelt und voller Wut. Ihre Fähigkeit, sich abzugrenzen, war mangelhaft und der Rückfall eine untaugliche Form, sich gegen die mütterlichen Vorwürfe zu wehren.

Rückfall aus Rache

Oft ist ein Rückfall als eine Form von Rache zu verstehen. Rache nimmt der Betroffene jedoch letztlich an sich selbst. Auch ist vielfach ein gewisser Trotz zu erkennen: »*Ich mache was ich will, wenn du so mit mir umgehst oder mir das antust!*« Auch das ist Rache. Es kann die Wut auf die Eltern, den Partner oder die Gesellschaft sein, Wut auf die Tatsache, dass man suchtkrank ist, Wut auf Vorgesetzte, auf die Arbeitsbedingungen usw. Nicht selten ist es auch Frustration über sich selbst: die Enttäuschung über Niederlagen, verpasste Chancen und Verzweiflung darüber, was man sich durch die Suchtkrankheit selbst zerstört hat. Hier ist wieder ein Teufelskreis.

Eine Kränkung, die bei Suchtkranken mit großer Wahrscheinlichkeit zu einem Rückfall führt, ist das Verlassenwerden, etwa vom Partner. »*Sieh was du mir antust, du bist schuld, wenn ich jetzt zugrunde gehe!*« Die Abhängigkeit wird hier einerseits in Form von Besitzansprüchen deutlich und andererseits in der Unfähigkeit, mit Kränkungen umzugehen, sowie in der existenziellen Angst, allein mit dem Leben nicht zurechtzukommen. Was bleibt, ist eine ohnmächtige innere Wut, mehr oder weniger stark, aber immerwährend vorhanden. Auch im Rückfall zeigt sich, dass die Suchtkrankheit eine *Wutkrankheit* ist. Betroffene richten die Wut, die sie nicht auflösen können, gegen sich selbst. Die Bewältigung dieser inneren Wut ist Ziel der Therapie und Basis für eine zufriedene Abstinenz.

Rückfälligkeit aus Angst

Alkohol und/oder Medikamente werden von vielen Suchtkranken auch gegen Ängste eingesetzt.

Herr K. beschreibt seinen Rückfall so: »Ich sollte nach langer Abwesenheit wieder an meinen alten Arbeitsplatz zurück. Ich fühlte mich unsicher und ängstlich. Nachdem ich zwei Flaschen Bier getrunken hatte, fühlte ich mich stark. Im Nachhinein wurde mir bewusst, dass es eigentlich keinen Grund für solche Angstgefühle gab, aber ich war rückfällig und der Teufelskreis drehte sich immer schneller.« Bei der Auseinandersetzung mit diesem Rückfall wurde Herrn K. klar, dass er ein typischer Konfliktvermeider war. Immer wenn er sich unsicher fühlte, griff er zum Alkohol.

Dies war auch bei Frau Z. der Fall: Sie hatte sich vorgenommen, gleich am nächsten Tag nach ihrer Entlassung die Agentur für Arbeit aufzusuchen. Sie verschob dies auf den nächsten und auf den übernächsten Tag. Bereits am vierten Tag wurde sie wieder rückfällig, da sie sich nicht mehr traute, die Agentur für Arbeit aufzusuchen. Ihre Angst war immer größer geworden.

Als Herr G. eine neue Partnerin kennenlernte, entwickelte er Versagensängste bezüglich seiner sexuellen Leistungsfähigkeit; er trank, um seine Hemmungen zu verlieren.

Das Motto gegen Konfliktvermeidung lautet: *Wo die Angst ist, ist auch der Weg.* Bereits während der Entwöhnungsbehandlung lernen Patienten, sich mit typischen Konflikten auseinanderzusetzen, etwa im Rahmen eines Durchsetzungstrainings.

Rückfall, weil es mir so gut geht

Erstaunlicherweise werden viele Suchtkranke in Situationen rückfällig, in denen es ihnen gut geht. Sie waren etwa erfolgreich, hatten irgendwie Glück oder fühlen sich sonstwie gut. In den Selbsthilfegruppen hört man mitunter folgenden Satz: *Wenn es dir schlecht geht, geh in die Selbsthilfegruppe. Wenn es dir gut geht, renne in die Selbsthilfegruppe!«* Hier ist leidvolle Erfahrung förmlich zu spüren. In folgender Fallgeschichte wird die Problematik deutlich:

Herr T. ist extrem leistungsbetont und ein ehrgeiziger Mensch. Schon mehrfach wurde er rückfällig, wenn er ein hart erkämpftes Ziel erreicht hatte. Bei der Auseinandersetzung mit seinen Rückfällen wurde deutlich, dass er Erfolg nicht genießen konnte. Sein Muster war:»Es reicht noch nicht; es ist schon gut, aber es könnte noch besser sein.« – er war nie mit sich zufrieden. Im Grunde hatte er keinen Zugang zu einem Gefühl, etwas wert zu sein. Immer glaubte er, dieses erarbeiten zu müssen. Sein abhängiges Selbstwertgefühl war das eigentliche Problem (siehe hierzu auch im Kapitel 2: Das Gleichnis vom verlorenen Sohn, S. 54 ff.). Seine Eltern waren nie mit ihm zufrieden gewesen, sie erwarteten immer noch mehr. Gerade in einer Erfolgssituation wird sein zentrales Problem besonders deutlich: Zufriedenheit kann sich nie einstellen.

Hinter einem exzessiven Leistungsverhalten versteckt sich oft ein mangelnder Zugang zum eigenen Wert. Erst als Herr T. erfahren konnte, dass er nichts leisten muss, um geliebt zu werden, konnte er sein eigentliches Problem erkennen.

Neben der bewussten Arbeit an einem unabhängigen Selbstwertgefühl – vor allem in der Therapie – ist Meditation ein guter Weg, zu sich selbst zu finden. Während der Meditation erlebt sich ein Mensch vollkommen eins mit sich. Er spürt, dass es reicht, nur da zu sein; er wird bedürfnislos und zufrieden. Ein Effekt ist dabei auch, unabhängig von den Erwartungen anderer zu werden.

Rückfälligkeit, weil ich mich selbst nicht mehr ertragen will

Nachdem sie abstinent geworden sind, geht es den meisten Suchtkranken zunehmend besser. Bei wenigen bleiben starke Stimmungsschwankungen oder dauerhafte Verstimmungen, die als äußerst belastend erlebt werden. Eventuell wird hier der Rückfall in Kauf genommen, um dieses Gefühl zu betäuben oder sich kurzfristig besser zu fühlen. Die Ursachen der Verstimmungen sind therapeutisch zu bearbeiten. Mit einem Facharzt ist abzuklären, ob eventuell die Einnahme von Medikamenten erforderlich ist.

Rückfälligkeit als Suizidversuch

Rückfälle sind nicht selten Hilferufe, und so ist es nicht überraschend, dass es Parallelen zwischen Rückfällen und Suizidversuchen gibt. Auch im Suizid ist nicht selten Rache zu erkennen.

Manchmal ist ein Rückfall Ausdruck tiefster Verzweiflung und Hoffnungslosigkeit. Der Betroffene weiß, dass die Droge ihr Zerstörungswerk an der eigenen Person fortsetzen wird; die Illusion, kontrolliert mit Suchtmitteln, etwa Alkohol, umgehen zu können, ist längst verflogen; der Betroffene glaubt nicht mehr daran, dass sein Leben noch eine andere Wende nehmen könnte, er hat sich selbst aufgegeben und konsumiert nun mit dem Ziel, seinem Leben ein

Ende zu setzen. Eine starke Todessehnsucht ist zu erkennen: die Sehnsucht nach einer besseren Welt, in die man gelangen möchte, ohne sich verändern zu müssen. Die Auflösung dieser Dynamik ist mitunter schwierig und bedarf einer intensiven psychotherapeutischen Betreuung. Die Selbstzerstörungstendenzen, die immer tiefere Hintergründe haben, werden in ihrer Bedeutung für Rückfälligkeit häufig nicht genügend berücksichtigt.

Die »Aura« eines Rückfalls

Viele Süchtige kennen ihre typischen Gefährdungen und die üblichen Rückfallgründe, die »*antizipiert*« d. h. vorausschauend erkannt werden können. In diesem Zusammenhang sprechen wir davon, dass der Rückfall eine *Aura* hat. Damit ist das Energiefeld gemeint, welches sich im Vorfeld des Rückfalls aufbaut und die destruktiven Verhaltensweisen hervorbringt, die schließlich zum Rückfall führen.

Während der Therapie wird die »Aura« systematisch erforscht und geübt, sie wahrzunehmen. Diese Therapieveranstaltung nennt man »Rückfallprävention«.

Rückfallprävention

Im ersten Schritt der Rückfallprävention werden typische Schwierigkeiten und gefährliche Situationen erforscht. Im zweiten Schritt werden diese Situationen im Rollenspiel inszeniert. Die Bedeutung und Nachhaltigkeit dieser Rollenspiele ist als sehr hoch einzuschätzen. Betroffene berichten immer wieder darüber, dass sie reale Situationen wesentlich besser bewältigten, nachdem sie diese im Rollenspiel geübt hatten. Nur darüber zu reden ist wesentlich weniger effektiv.

> Herr S. beschrieb sich selbst als jemand, der leicht zu überreden sei. Im Rollenspiel trainierte er wiederholt, ein Angebot zum Mittrinken, abzulehnen. Schließlich wurde ihm bewusst, dass es besser für ihn ist, wenn er diesen für ihn gefährlichen Situationen von vornherein möglichst ausweicht.

Frau P. fürchtete sich sehr davor, ihrem Chef zu begegnen und hier offen über ihre Suchtkrankheit zu reden. Nach einem Rollenspiel fühlte sie sich nicht nur wesentlich selbstsicherer, sondern einige ihrer unrealistischen Ängste konnte sie auch als in anderen Lebenssituationen hinderlich erkennen und auflösen.

Herr T. wagte sich in die Auseinandersetzung mit seinem dominanten Vater. Er lernte, sich besser abzugrenzen und eigene Standpunkte zu vertreten.

Frau P. wurde rückfällig, nachdem eine Mitpatientin, mit der sie sich angefreundet hatte, die therapeutische Gemeinschaft verlassen hatte. Sie erkannte, dass sie mit Trennung und dem damit verbundenen Schmerz nicht gut umgehen kann. Im Rollenspiel übte sie, offen ihren Trennungsschmerz zu zeigen. Dadurch wurde es für sie leichter, den Schmerz zuzulassen und ihn zu akzeptieren. Sie erkannte, dass sie sich generell in Beziehungen abhängig gemacht hatte und dass ihre Angst, verlassen zu werden, aus ihrer Kindheit stammte.

Die Lebensumstände sind nicht immer geeignet, Rückfälligkeit zu vermeiden. Dazu gehören insbesondere destruktive Beziehungen, etwa wenn der Partner suchtkrank und ›nass‹ ist. Betroffene formulieren dann: » *Wenn ich in diese Beziehung zurückgehe, werde ich mit Sicherheit rückfällig, oder wenn ich bei meinen Eltern wohnen bleibe …*« Die Entscheidung für ein abstinentes Leben setzt jedoch nicht selten radikale Veränderungen voraus. Dazu gehört auch, sich aus destruktiven Beziehungen zu befreien.

Selbstverständlich ist es besser, nicht rückfällig zu werden. In unsere Klinik kommen leider viel zu selten Patienten, die spüren, dass sie auf eine Rückfälligkeit zusteuern. Der innere Druck wird stärker und der Wunsch, sich zu betäuben, wird häufiger. Diese deutlichen Hinweise zu ignorieren ist fahrlässig. Nur wer akzeptiert, dass er Hilfe braucht, und bereit ist, diese in Anspruch zu nehmen, hat eine Chance. Bei der Bearbeitung von Hunderten von Rückfällen wurde nahezu immer deutlich, dass der größte Fehler darin bestand, dass sich der Betroffene im Vorfeld keine oder keine ausreichende

Hilfe holte. Die Aura des eigenen Rückfalls zu kennen ist somit für die dauerhafte Abstinenz unerlässlich.

Der Abstinenz-Verletzungs-Konflikt

Wer rückfällig wird, hat gegen die Abstinenzregel verstoßen; er hat diese verletzt. Nach dem Motto: »*Jetzt ist es passiert, jetzt gibt es kein Halten mehr, jetzt werde ich untergehen ...*« geraten Suchtkranke in Panik und trauen sich keine vernünftige Lösung des Problems mehr zu. Doch der Glaube ist die stärkste Energie im Menschen. Entsprechend muss auch der Glaube, es nicht zu schaffen, tatsächlich in die befürchtete Katastrophe führen.

Die Alternative ist die umgehende Auseinandersetzung mit dem Rückfall, der absolut ernst zu nehmen ist. Ein weiterer Rückfall sollte jetzt unbedingt vermieden werden. Dazu ist es erforderlich zu verstehen, wie es zum Rückfall gekommen ist. Was hat gefehlt? Welche Verhaltensweisen müssen verändert werden? Diese Fragen sollten unbedingt mit einem Suchtberater besprochen werden. Die Verantwortung für den Rückfall übernehmen Betroffene, indem sie die falschen Einstellungen oder Verhaltensweisen korrigieren, die zum Rückfall führten.

Sucht – eine Wutkrankheit

Das Problem des Rückfalls lässt sich am ehesten damit erklären dass Sucht eine Wutkrankheit ist. Auch der Ängstliche, der sich nicht traut sich zu wehren, trinkt letztlich aus Wut. Oft stammt die Wut noch aus der Kindheit, etwa wenn ein Elternteil suchtkrank war und Vernachlässigung oder emotionaler Missbrauch stattgefunden hat. Doch niemand findet Frieden, wenn er Wut gegen sich selbst oder andere richtet.

> Frau G. hatte eine Affäre mit einem verheirateten Mann angefangen. Immer wieder ließ sie sich mit Versprechungen vertrösten. Wenn sie sich alleingelassen fühlte, suchte sie Trost im Alkohol. Sie hegte nicht nur Wut auf den Partner, der sie ausbeutete, sondern auch Wut auf sich selbst, weil sie sich ausbeuten ließ.

Herr Z. hatte schon früh Zurückweisung erlebt. Er wurde in seiner Herkunftsfamilie von wechselnden Personen betreut, da seine Eltern beruflich sehr beschäftigt waren. Herr Z. erlebte materielle Verwöhnung, fühle sich jedoch ungeliebt. Die Wut, von seinen Eltern zu wenig Liebe bekommen zu haben, verbarg er hinter einer freundlichen Fassade. Sein Drama wiederholte sich in Beziehungen, wo er Partnerinnen fand, die sich ähnlich kalt zeigten, und ihn zurückwiesen.

Frau M. sollte eigentlich ein Junge werden. Vom Vater fühlte sie sich schon früh abgelehnt, der ständig ihren Bruder bevorzugte. Mit guten Leistungen in der Schule hatte sie vergeblich versucht, die Liebe und den Respekt des Vaters zu erlangen. In der Pubertät hatte sie begonnen, exzessiv zu hungern, und wurde magersüchtig. Sie lehnte sich und ihre weibliche Identität ab. Die Wut auf den Vater hatte Frau M. nie auflösen können, vielmehr richtete sie diese nun gegen sich selbst.

Im Rückfall spiegelt sich meist das eigentliche Problem des Suchtkranken wider. Die Bearbeitung ist erst abgeschlossen, wenn der Rückfällige verstanden hat, welche konkreten Verhaltensänderungen notwendig sind, und wenn er bereit ist, diese auch konkret vorzunehmen oder zumindest damit zu beginnen.

In vielen Fällen erfordert die Auseinandersetzung mit der Rückfälligkeit tiefere psychotherapeutische Arbeit. Wie unter einem Brennglas werden die inneren Probleme sichtbar. Zu Beginn der Bearbeitung des Rückfalls sind die Betroffenen oft voller Scham und Selbstvorwürfe; sie können sich nicht vorstellen, sich selbst zu verzeihen. Wenn es ihnen gelingt, die *Notwendigkeit des Rückfalls* zu erkennen und eine Verhaltensänderung durchzuführen, ist die Aufarbeitung gelungen.

Wie geht man mit Suchtdruck um?

Die meisten Suchtkranken erleben, nachdem sie abstinent geworden sind, Suchtdruck, in der Fachsprache *Craving* genannt. Das Gefühl, Alkohol trinken oder andere Suchtmittel konsumieren zu müssen, wird als sehr unangenehm erlebt. Betroffene haben zunächst das Gefühl, dass dies anhält. Fast immer handelt es sich jedoch um einen vorübergehenden Zustand.

In Selbsthilfegruppen wird empfohlen, immer eine Liste mit Telefonnummern verschiedener Gruppenmitglieder bei sich zu tragen, die man in einem Fall von »Suchtdruck« unmittelbar anrufen kann. Diese Maßnahme ist als äußerst hilfreich anzusehen und hat sich tausendfach bewährt. Nicht der Griff zum Suchtmittel, sondern der zum Telefon ist eine echte Alternative. Was gegen den Suchtdruck hilft, ist Kontakt. Schon die Hinwendung zu einem Freund aus der Selbsthilfegruppe bedeutet eine Abwendung vom Suchtmittel. Je klarer die innere Entscheidung steht, nicht zu konsumieren, desto weniger Chancen hat der Suchtdruck. Betroffene berichteten, dass sie bereits auf dem Weg zur Telefonzelle keinerlei Suchtdruck mehr spürten. Im Zeitalter des Handys ist dies meist noch einfacher.

Grundsätzlich kann jede Form der Ablenkung hilfreich sein. Die Frage lautet dann, ob es etwas Interessantes zu tun gibt: Sport, Lesen, Kontakte usw. Eine weitere intelligente Form des Umgangs mit Suchtdruck besteht darin, ihn als Symptom zu betrachten, und sich zu fragen, wovon er ein Symptom ist. Welches Problem soll gelöst werden? Warum bekomme ich gerade jetzt Suchtdruck? Welche Hinweise sind aus dem Suchtdruck abzuleiten? Ist es genau diese Situation, in der sich ein typisches Problem zeigt, welches gelöst werden sollte?

Suchtdruck will etwas mitteilen, er ist nicht überflüssig, sondern kann konstruktiv genutzt werden, um sich persönlich weiterzuentwickeln.

Frau Z. bekam Suchtdruck, nachdem sie ihren Ärger wieder heruntergeschluckt hatte. Ihr wurde klar, dass sie wieder zuließ, ausgenutzt zu werden.

Herr P. bekam Suchtdruck, nachdem er nicht das erwartete Lob von seinem Vorgesetzten bekam, als er eine Arbeit erfolgreich erledigt hatte. Ihm wurde deutlich, dass er sich viel zu sehr von der Meinung anderer abhängig machte.

Bei Frau E. stellte sich Suchtdruck ein, nachdem sie ungerecht behandelt worden war. Später überzeugte sie sich davon, dass sie an dieser Situation nichts hätte ändern können, und entschied sich, mit Gelassenheit zu reagieren.

Herr G. bekam Suchtdruck, als er allein zu Hause war. Ihm wurde klar, dass er Alleinsein schlecht ertragen konnte. Er lernte, sich mit sich selbst zu beschäftigen. Weiterhin gelang es ihm, seine selbstgewählte Einsamkeit aufzulösen. Er suchte Kontakte und wurde insgesamt aktiver.

Suchtdruck will verstanden werden. Er ist Hinweis der Seele: dass etwas nicht stimmt. Bei der Auseinandersetzung damit wird nicht selten deutlich, warum man überhaupt suchtkrank geworden ist. Die alten Probleme stellen sich so lange immer wieder ein, bis man sie gelöst hat.

Wie in den obigen Beispielen deutlich wird, ist aktives Handeln erforderlich. Frau Z. sollte sich zum Beispiel wehren und versuchen, ihre Situation zu verbessern. Dafür braucht sie Mut, den Mut, Nein zu sagen und sich gegen Ausnutzung zu wehren.

Suchtdruck ist immer ernst zu nehmen. Von höchster Bedeutung ist auch hier, sich Hilfe zu suchen. Bei der Bearbeitung von vielen Rückfällen war deutlich zu erkennen, dass viele Suchtkranke dies im Vorfeld des Rückfalls unterließen. Alles mit sich allein ausmachen zu wollen ist aber keine kluge Haltung.

9. Sucht und Sexualität

Ein häufig vernachlässigtes Thema in vielen Therapien ist die Sexualität. Für jeden Menschen ist Sexualität höchst bedeutsam. Eine befriedigende Sexualität trägt maßgeblich zum Wohlbefinden bei und gehört zu einem erfüllten Leben. Untersuchungen haben belegt, dass Suchtkranke, die unzufrieden mit ihrer Sexualität waren, eher rückfällig wurden.

Sexuelle Funktionsstörungen

Oft sind sexuelle Probleme der Hintergrund für eine Suchterkrankung oder haben zu ihr beigetragen. Eine homosexuelle Veranlagung etwa, die nicht akzeptiert wurde, führt zu großen emotionalen Problemen. Suchtmittel werden hier oft eingesetzt, um eine Enthemmung zu erreichen oder Schuld- und Schamgefühle zu betäuben.

Sexuelle Frustrationen werden nicht selten mit Suchtmitteln bekämpft: Der Rausch wird zum Ersatz für sexuelle Befriedigung. Lust bzw. sexueller Frust lässt sich auch mit anderen Mitteln zum Verschwinden bringen, etwa mit exzessivem Arbeiten. Da es in der Partnerschaft kriselt, wird die Arbeit immer wichtiger. Weitere Mittel sind Sport und exzessives Essen. (Siehe hierzu auch die Abschnitte zu Arbeits- und Esssucht in Kapitel 7).

Suchtmittel dienen mitunter auch dazu, sexuelle Lust zu fördern, bis hin zu Exzessen. Bei sexuell missbrauchten und traumatisierten Personen ist oft zu beobachten, dass Sexualität ohne die Einnahme von Suchtmitteln nicht möglich ist. Wenn sie in einer Partnerschaft leben, ist ihre Abstinenz gefährdet. Bei Männern kommt es in der chronischen Phase der Suchtkrankheit zu Impotenz. Diese kann auch nach der Entgiftung weiter andauern. Die chronische Vergiftung des Körpers hat viele Folgen, dazu gehören auch sexuelle Funktionsstörungen.

Das häufigste Problem beim Mann sind Erektionsstörungen, die überwiegend psychische Ursachen haben. Ein Patient, der sich beispielsweise nach einer Entgiftung allmählich erholt, befindet sich immer noch in einem labilen Zustand. Das Selbstwertgefühl ist beschädigt, er ist unsicher und eventuell mit normalen Aufgaben leicht überfordert. Er ist dünnhäutig und verfügt noch nicht über ausreichende Sicherheit, die sich erst im Laufe der Genesung einstellen kann. Leicht kommt es zu Versagensängsten, auch beim Geschlechtsverkehr. Bekanntermaßen verursachen aber gerade Versagensängste Erektionsstörungen. Ein Teufelskreis beginnt: Versagensängste verursachen Erektionsstörungen, die wiederum die Versagensängste verstärken. Das Gespräch über Sexualität und sexuelle Probleme wird in vielen Partnerschaften aus Scham oder falschem Stolz vermieden. Doch gerade Versagensängste lassen sich in einem vertrauten Gespräch bearbeiten. Sind die Probleme nicht aufzulösen, ist eine Sexualtherapie notwendig. Wie auch bei anderen gesundheitlichen Problemen ärztliche Behandlung selbstverständlich ist, sollte bei sexuellen Schwierigkeiten fachlicher Rat gesucht werden. Die Gefahr, über diese Problematik rückfällig zu werden, ist nicht gering. Die Versuchung, die Versagensängste mit Suchtmitteln zu bekämpfen, ist groß, da dies in der Vergangenheit häufig so praktiziert wurde.

Sexueller Missbrauch

Ein dunkles Kapitel ist die sexuelle Gewalt, die vor allem Kindern angetan wird. Viele von ihnen leiden ihr Leben lang unter den Folgen dieses Verbrechens, das an ihnen begangen wurde. In diesem Zusammenhang spricht man von einer Traumatisierung. »Trauma« ist der Fachbegriff für »Verletzung« oder »Wunde«. Gemeint sind seelische Verletzungen, die nie völlig ausheilen können. Obwohl das Geschehen lange zurückliegt, können quälende Symptome bleiben; ein Hinweis darauf, dass die Ereignisse nicht verarbeitet wurden.

Das Problem der sexuellen Traumatisierung spiegelt sich im Grimm'schen Märchen *Allerleirauh* wider.[15] Ein König, der seine Frau verlor, will seine schöne Tochter heiraten. Diese flüchtet in einem Mantel aus Tausenden Tierfellen und -häuten. Dieses Bild symbolisiert das gestörte Körpergefühl und Selbstbild von Missbrauchsopfern. Sie fühlen sich beschmutzt, schuldig, verzweifelt, entwickeln Ekelgefühle dem eigenen Körper gegenüber und leiden unter psychosomatischen Störungen. Häufig ist die sexuelle Genussfähigkeit gestört oder sie ist nur mit Hilfe von Suchtmitteln herzustellen. Bei Suchtkranken mit einer sexuellen Traumatisierung ist eine spezielle Traumatherapie notwendig. Manchmal kann diese während der ambulanten oder stationären Entwöhnungsbehandlung begonnen werden. Die Fortsetzung der Behandlung erfolgt bei speziell ausgebildeten Traumatherapeuten.

Unter den Folgen einer sexuellen Traumatisierung leiden fast immer auch die Partner. Vielen Betroffenen ist unbefangene Sexualität nicht möglich, weil etwa alte Erinnerungen aufsteigen (Flashbacks) oder Ekelgefühle jede Lust vertreiben. Der Partner versteht oft nicht, warum er in seinen sexuellen Bedürfnissen zurückgewiesen wird; vielmehr bezieht er dies auf die eigene Person und ist frustriert. Dieser mitunter schwer zu durchschauende Konflikt führt nicht selten in die Suchtkrankheit.

10. Krisen während der Therapie

In diesem Kapitel werden die häufigsten und typischsten Krisen beschrieben, die während einer Therapie auftreten können. Natürlich haben viele Patienten ihre ganz persönlichen Krisen, die hier natürlich nicht alle angeführt werden können.

Therapieabbruch

Die Gründe, warum Suchtkranke eine stationäre Entwöhnungsbehandlung abbrechen, sind unterschiedlich. Manchmal ist es schlicht Heimweh, oder die Angehörige wollen, dass der Betroffene zurückkommt. Mitunter sind es Schamgefühle, die dominieren: Man will nicht suchtkrank und in einer Fachklinik sein.

Ein Therapieabbruch ist immer einem Rückfall gleichzusetzen. Der Betroffene möchte sofort Erleichterung: Weg mit den Problemen und Mühen, die eine ambulante Therapie oder ein stationärer Aufenthalt in einer Klinik nun einmal auch bedeuten! Die Wirkung auf die Psyche (Erleichterung) des Therapieabbruchs ist dem Griff zum Suchtmittel sehr ähnlich. Wenn ich mit Patienten rede, die die Therapie abbrechen wollen, höre ich oft den Satz, dass sie zur Abstinenz entschlossen sind und nicht mehr trinken oder andere Suchtmittel konsumieren wollen und die Behandlung daher nicht notwendig sei. Ich versuche dann, deutlich zu machen, dass der Behandlungsabbruch einem Rückfall gleichkommt. Bereits auf dem Weg in die Heimat werden sich Schuldgefühle breitmachen: »Wieder habe ich versagt, die Behandlung nicht durchgehalten, bin vor den Problemen geflüchtet ...« Ganz so, als habe tatsächlich ein Rückfall stattgefunden. Die emotionale Stabilität ist nicht gegeben, und so werden nahezu alle Patienten, die eine Behandlung abbrechen, auch wieder rückfällig, wie auch die Statistik zeigt.

Die richtige Haltung während der Therapie sollte daher lauten: *Egal, was passiert, es kann sein, dass ich Probleme mit den Mitpatienten bekomme, Streit mit den Therapeuten oder anderen Mitarbeitern der Klinik entsteht; dass mir zeitweise die Therapie völlig sinnlos vorkommt; dass mir viele Gründe in den Sinn kommen,*

warum es besser wäre, anderswo zu sein ... All dies ist nur ein
Grund, sich um die Klärung der eigenen Situation zu kümmern.
Vor allem ist jetzt Ehrlichkeit gefragt, denn die Gründe, um eine
Therapie abzubrechen, sind meist vorgeschoben. Die sinnvolle Hal-
tung lautet daher:

**Egal, was passiert, ich werde diese Behandlung zu Ende füh-
ren!**

Dies erinnert an die bedingungslose Kapitulation, wo es auch darauf
ankam, dass es keinen Grund mehr geben kann, Suchtmittel zu konsumieren.

Abbruchgedanken während der Therapie stellen einerseits eine
Krise dar, anderseits bieten sie, wenn sie geäußert werden, auch eine
Chance. Erfahrungsgemäß wird der Betroffene mit seinem »Rück-
fallthema« konfrontiert: aus gleichen oder ähnlichen Gründen, aus
denen er jetzt die Therapie abbrechen will, ist er vermutlich auch
rückfällig geworden. Die Abbruchgedanken und die dazugehören-
den Beweggründe zu verstehen führt in der Regel zum Kern der
Schwierigkeiten des Betroffen.

Frau F. will dem Drängen ihres Partners, die Behandlung abzubrechen, nachgeben. Bei der Bearbeitung des Abbruchwunsches wird
die extrem abhängige Beziehung zu ihrem Mann deutlich. Bisher
hat sich Frau F. völlig auf die Bedürfnisse des dominanten Partners
fixiert, in ihrer Ehe immer angepasst. Die Behandlung auch gegen
den ausdrücklichen Wunsch des Partners fortzusetzen war für sie
der erste Schritt dahin, ihre eigenen Bedürfnisse zu vertreten. Die
Abbruchgedanken brachten sie rasch auf ein wesentliches Thera-
piethema: ihre abhängige Persönlichkeitsstruktur.

Herr K. will die Therapie abbrechen, weil er keinen Sinn mehr in der
Behandlung erkennen kann. Im Gespräch kann er zögernd zugeben, dass er im Grunde noch nicht zur Abstinenz entschlossen ist. Er
kann die Krankheit einfach nicht akzeptieren, obwohl er verstanden hat, dass er suchtkrank ist.

Herr P. will die Therapie abbrechen, weil er sich mit vielen in der Therapiegruppe gestritten hat. Er sagt: »Ich halte es hier einfach nicht mehr aus!« Bei der Auseinandersetzung mit den Abbruchgedanken kann er erkennen, dass er seine Aggressionen kaum steuern kann. Geringe Frustrationen haben starke Wutgefühle zur Folge. Herr P. lernt, in der Therapie gelassener mit Kränkungen umzugehen und seine Emotionen besser zu steuern.

Die Absicht, die Therapie abzubrechen, ist meist eine wichtige therapeutische Situation. Die Betroffenen haben jetzt die Möglichkeit, sich über ihre zentralen Probleme im Klaren zu werden, und wenn sie die Therapie fortsetzen, aktiv an ihren eigentlichen Schwierigkeiten zu arbeiten. In der Therapie der Suchtkrankheit spielt die *Übernahme von Verantwortung* eine wesentliche Rolle. Damit ist gemeint, dass die Betroffenen die Verantwortung für die Suchtkrankheit übernehmen, ebenso für ihre Probleme, auf die sie nicht mehr mit Flucht oder Suchtmittelkonsum reagieren.

Stillstand während der Therapie

Oft erleben Patienten die erste Zeit während einer Therapie als besonders intensiv. Sie haben das Gefühl, Forschritte zu machen und neue Erkenntnisse über ihre Krankheit sowie über sich selbst zu gewinnen. Meist kann diese Entwicklung nicht kontinuierlich fortschreiten, und so kommt es früher oder später zum Stillstand, der als Belastung erlebt wird. Dann hört man Bezeichnungen wie »therapiemüde«, oder »Klinikkoller«. Es wächst der Glaube, dass man jetzt nichts Zusätzliches mehr erreichen und es ab sofort allein schaffen könne, dass man weit genug sei u. Ä. Diese mitunter verständliche Einschätzung birgt Gefahren, da sie oft auf Selbstüberschätzung beruht. Die Behandlung der Suchterkrankung braucht Zeit, Entwicklung braucht Zeit, und so sind voreilige Schlüsse fehl an Platz. Wenn man die Zeit, die man als Stillstand erlebte, überstanden hat, wird deutlich, dass es kein Stillstand war. Mit sich selbst zufrieden zu sein, auch wenn nicht ständig etwas Neues geschieht – diese Geduld will erworben werden. Therapiethemen sind immer reichlich vorhanden, wenn sie nur gesehen werden.

Das Ende der Behandlung sollte sorgfältig geplant werden. Dafür arbeiten Therapeut und Patient zusammen. Die Therapie sollte so lange wie nötig und so kurz wie möglich sein.

Rückfall während der Therapie

Neben den Verhaltensrückfällen, die jeder Patient braucht, um das eigene Verhalten zu reflektieren, bedeutet ein Suchtmittelrückfall immer eine Gefährdung des Therapieprozesses. Er ist daher besonders sorgfältig zu bearbeiten. Eventuell ist die Beendigung der Therapie richtig, etwa dann, wenn klar erkennbar ist, dass der Betroffene nicht abstinenzmotiviert ist oder sein wird.

Wie bereits erwähnt, spiegelt sich im Suchtmittelrückfall das zentrale Problem des Patienten wider. Nicht selten ist es daher gerade nach einem Rückfall richtig, die Behandlung zu intensivieren. Voraussetzung ist, dass der Betroffene dazu motiviert ist oder sich dazu motivieren lässt.

Frau Z. hatte sich zur Außenseiterin in ihrer Therapiegruppe gemacht. Nachdem sie einige Zeit die Ablehnung ihrer Mitpatienten ertragen hatte, wurde sie rückfällig. Nach ihrer Rückfälligkeit reagierte Frau Z. mit Schuldzuweisungen.
Bei der Bearbeitung wurde für alle deutlich, dass Frau Z. bereits in ihrer Herkunftsfamilie das schwarze Schaf war. Ihre tiefen Wutgefühle richtete sie gegen sich selbst und projizierte sie auf andere. Eine Weiterbehandlung war sinnvoll, weil Frau Z. sich erstmals mit ihrer Selbstablehnung auseinandersetzte.

Herr G. wurde rückfällig, nachdem er sich über seine Partnerin geärgert hatte. Bei der Bearbeitung des Rückfalls zeigte sich, dass er mit Ärgergefühlen schlecht umgehen konnte. Er tendierte zu Überreaktionen und impulsiven Ausbrüchen. Während der Therapie lernte er, sich besser zu kontrollieren und mit seinen Ärgergefühlen konstruktiver umzugehen.

Herr T. wurde rückfällig, als er von seiner Firma die Nachricht erhielt, das er nicht weiter beschäftigt würde. Er war über die Kündigung gekränkt, aber auch über seine Rückfälligkeit. Zu einer Auseinandersetzung mit dem Rückfall war er nicht bereit, sondern er brach die Behandlung ab.

Das letzte Beispiel zeigt, dass zur Auseinandersetzung mit der Rückfälligkeit Mut gehört. Jeder Rückfall ist eine Kränkung des Selbstwertgefühls. Erst wenn die *Notwendigkeit* des Rückfalls verstanden und an der Auflösung des eigentlichen Problems gearbeitet wird, wächst die Wahrscheinlichkeit, dass weitere Rückfälle verhindert werden.

Sich-Verlieben während der Therapie

Nicht selten kommt es zu engen Beziehungen und Verliebtheit während einer stationären Entwöhnungsbehandlung. Meist behindert dies den therapeutischen Prozess bzw. lässt die Behandlung scheitern.

Zu Beginn einer Entwöhnungsbehandlung fühlen sich Patienten in der Regel körperlich und seelisch extrem schlecht. Die Zeit vor der Therapie war leidvoll und demütigend. Vor allem ist das Selbstwertgefühl auf einem Tiefpunkt angekommen. Zuletzt ließen sich auch mit Hilfe des Suchtmittels positive Gefühle nicht mehr herstellen. Die Familie war enttäuscht und wütend, die Ablehnung wurde immer stärker.

Nach der körperlichen Entgiftung geht es dem Suchtkranken allmählich besser. Auch die psychische Erholung macht Fortschritte. Geordnete Gespräche werden wieder möglich. Im Kontakt zu Mitpatienten, die sich in einer ähnlichen Lebenslage befinden, entstehen tiefere Beziehungen. Man fühlt sich verstanden und verbringt viel Zeit miteinander. Leicht verliebt man sich in eine Mitpatientin oder einen Mitpatienten. Im Zustand der Verliebtheit fährt das Selbstwertgefühl wie in einem Fahrstuhl in die Höhe. Jetzt ist es nicht mehr notwendig, dies in mühevoller Arbeit aufzurichten. Es reicht, viel Zeit mit dem Liebespartner zu verbringen. Diese rauschhaften Gefühle sind das Beste, was seit langer Zeit erlebt wird; das Verliebtsein wirkt wie eine Droge. Darum muss dieser Zustand der Verliebtheit unbedingt erhalten bleiben. Die Angst, der Partner könnte sich wieder abwenden, ist groß; man würde sich wieder schlecht fühlen und schlimmer: eine neue Niederlage käme hinzu.

Die Angst, dass andere die Beziehung zerstören könnten, etwa Therapeuten oder kritische Mitpatienten, veranlasst die Liebespartner, die Beziehung möglichst geheim zu halten oder zu leugnen. In diesem Fall ist eine therapeutische Arbeit kaum möglich, da die Beteiligten überwiegend mit ihrer Partnerschaft beschäftigt sind und weniger oder gar nicht mit der anstrengenden Bearbeitung der Hintergründe ihrer Suchtkrankheit. Verliebte sind für kritische Reflexionen nur schwer zugänglich. Sie isolieren sich und versuchen, allein mit der Situation zurechtzukommen.

Die eigene Unsicherheit führt eventuell zu krankhafter Eifersucht. Wenn der/die Geliebte/r etwa harmlos mit einer/m MitpatientIn spricht, verursacht dies Angst, den Partner zu verlieren. Enge klammernde Verhaltensweisen sind die Folge. Nicht selten werden diese Beziehungen erpresserisch. Kommt es zu Streit oder Eifersucht, droht der eine oder andere Partner mit Therapieabbruch, damit wieder zu trinken bzw. Drogen zu nehmen. Die Beziehung bekommt einen süchtigen Charakter. Wenn ein Partner die Beziehung beenden will, ist dies meist nicht ohne Rückfälligkeit zu erreichen.

Die einzige Chance, die Betroffene haben, ist das offene Ansprechen der Verliebtheit im Rahmen der Therapie. Meist zeigt sich hier, dass beide Partner mit traumwandlerischer Sicherheit nach dem berühmten Schlüssel-Schloss-Prinzip in Beziehung getreten sind. Unbewusst versuchen sie wieder, mit Hilfe einer Beziehung ihr Leben zu meistern, ohne selbst unabhängig und selbstständig geworden zu sein. Patienten mit einer abhängigen Persönlichkeitsstruktur finden beispielsweise wieder ein dominantes Gegenüber, von dem sie sich Halt versprechen, an das sie sich anlehnen und wo sie sich sicher fühlen können. Die Beziehung erspart ihnen scheinbar die therapeutische Arbeit an der eigenen Person, nämlich Zugang zu ihren blockierten Wut- und Ärgergefühlen zu finden, unabhängig und durchsetzungsfähig zu werden. Der dominante Partner hat die Chance, sich mit seiner Angst, kontrolliert zu werden, auseinander zu setzen. Warum sucht er unterlegene, schwache Partner? Wurde er schon als Kind zum Helfer in der Familie ausgebildet?

Nach dem Grundsatz, dass alles, was in der Therapie geschieht, zur Weiterentwicklung beitragen kann, ist die therapeutische Auseinandersetzung mit Verliebtheit oder Fixierung auf eine/n MitpatientIn sinnvoll. Die typischen Beziehungsprobleme werden voraussichtlich deutlich werden.

11. Abschied vom Suchtmittel – eine Traumreise

Die folgende Übung führe ich als Traumreise in Gruppen durch. Es geht darum, das Unbewusste zur Mitarbeit zu gewinnen. Rituale haben für das Leben größere Bedeutung als allgemein angenommen. Der rituelle Abschied vom Suchtmittel hilft und unterstützt die realen Bemühungen, abstinent zu bleiben.

Sie sitzen ganz entspannt auf Ihrem Stuhl. Die Füße haben festen Bodenkontakt. Sie schließen die Augen.

Lassen Sie zwanglos vor Ihrem geistigen Auge einen Berg entstehen. Es ist ein Berg, den Sie kennen, auf dem Sie vielleicht schon einmal waren, oder es ist Ihr Lieblingsberg. Sobald der Berg deutlicher wird, heben Sie kurz die Hand, damit ich mit der Reise fortfahren kann.

Sobald der Berg vor Ihrem inneren Auge erschienen ist, sehen Sie einen Weg, der zum Gipfel führt. Sie wandern auf diesem Weg und achten auf die Landschaft. Sie sehen vielleicht Wiesen – Sträucher – Bäume. (Pause) Sie richten Ihre Aufmerksamkeit auf den Himmel und nehmen die Wolken wahr. Scheint die Sonne? Fühlen Sie den Wind auf Ihrer Haut? Riechen Sie die Jahreszeit? Hören Sie Insekten, sehen Sie Vögel oder andere Tiere? Achten Sie auf alles um sich herum, aber gehen Sie weiter. (Pause) Allmählich nähern Sie sich dem Gipfel.

Die letzten Schritte sind getan, und Sie stehen jetzt auf Ihrem Berg und schauen ins Tal. Sie sehen Häuser, Straßen, Autos, vielleicht einen Fluss. Sie genießen die Freiheit und die Weite, die Sie hier oben wahrnehmen. Jetzt schauen Sie nach rechts auf den Boden und sehen dort Flaschen, in denen Alkohol ist, die Sorte, die Sie immer getrunken haben. Sie nehmen die Flasche und schleudern diese mit aller Kraft den Abhang hinunter. Sie sehen, wie die Flasche in der Luft wirbelt und schließlich gegen Felsen kracht. Sie zerplatzt in tausend Stücke. Sie schauen wieder auf den Boden und sehen noch weitere

Flaschen, die Sie nun ebenfalls den Abhang hinunterwerfen. Sie schauen, ob noch andere Drogen sich dort am Boden befinden, Tabletten, Cannabis, Kokain oder Ähnliches. Wenn alles den Abhang hinabgeworfen wurde, wenn alles vernichtet ist, atmen Sie tief durch und achten auf die Gefühle, die Sie in Brustkorb und Bauch wahrnehmen. Was fühlen Sie?

Sie schauen noch einmal in das Tal und treten dann den Rückweg an. Nachdem Sie bereits eine Weile gewandert sind, erkennen Sie hinter einer Biegung des Weges einen Wasserfall. Sie legen die Kleider ab und treten unter diesen Wasserfall, der Sie erfrischt und Ihren ganzen Körper rein und sauber wäscht. Sobald dies geschehen ist, treten Sie aus dem Wasserfall heraus und finden vor sich ein weißes Gewand. Dieses legen Sie an und wandern den Rest des Weges zum Ausgangspunkt zurück. Sie drehen sich noch einmal um und schauen zu Ihrem Berg, bei dem Sie sich bedanken. Danach kehren Sie wieder in den Raum zurück, in dem Sie sich gerade befinden.

Tief durchatmen. Strecken Sie Ihre Arme. Öffnen Sie die Augen.

Im Folgenden will ich die Imaginationsübung etwas erläutern.

Bei der Wanderung zum Berggipfel stellt sich ein leichter Trance-Zustand ein. Dies wird besonders dadurch unterstützt, dass die Übung möglichst vieler Details enthält. Wichtig ist, sich wirklich z. B. auf die Wolken zu konzentrieren, auf die Insekten oder Vögel. Wenn ich die Übung durchführe, sind viele bestürzt, an einem Ort Suchtmittel zu finden, wo sie dies nicht erwarteten. Einigen gelingt es leicht, den Anweisungen zu folgen und die Suchtmittel zu vernichten. Einige fühlen sich hinterher sehr erleichtert. Andere haben große Probleme, dies zu tun. Immer empfehle ich, das Erlebte ernst zu nehmen, mit dem Ziel, es zu verstehen.

Einen Patienten überfiel Todesangst, als er die Flaschen vernichten sollte. Er befürchtete zu erfrieren, wenn er sie nicht mehr hätte. Für ihn war Alkohol offensichtlich ein Überlebensmittel; er konnte sich nicht vorstellen, ohne Alkohol zu leben. Manchmal wollen die Flaschen partout nicht zerplatzen, oder man traut sich nicht, sie in die schöne Landschaft zu werfen – wegen der Umweltschäden. Das, was sich hier auf der inneren Bühne spiegelt, ist symbolisch zu verstehen. Es ist eine Botschaft, die es zu entschlüsseln gilt. Ein anderer trank die Flasche – sehr zu seiner Bestürzung – einfach aus.

Bei einer Patientin flogen die Medikamente, die sie weggeworfen hatte, immer wieder zu ihr zurück. Im anschließenden Gespräch wurde deutlich, dass sie sich zwar vom Alkohol verabschieden konnte, jedoch immer noch mit dem Gedanken spielte, weiter Beruhigungsmittel nehmen zu können. Beim Entsorgen der Suchtmittel ist nicht selten starke Trauer zu verspüren, manchmal auch Erleichterung.

Als Hilfsmittel zur Diagnose zeigt die Übung, wo der Betroffene steht. Die meisten Patienten haben hinterher ein klareres Bild davon, was ihnen fehlt. Dies gilt z. B. für den Konsum von Cannabis. »Mit Cannabis hatte ich nie Probleme«, meinte ein Patient, der den Stoff nicht fortschmeißen wollte. Dabei war Cannabis schon mehrfach die Droge, die ihn auch wieder zu Alkohol greifen ließ.

Eindringlich stellt sich die Frage, ob der Abschied von der Droge wirklich stattgefunden hat. Ist dies noch nicht der Fall, kann nur eine offensive Auseinandersetzung weiterhelfen. Die Frage lautet dann, was der Suchtkranke braucht, um wirklich zu »kapitulieren«.

Im Folgenden schildere ich einige Kommentare von Patienten zur ersten Etappe der Traumreise:

»Meine Reise war ganz anders, als ich erwartet hätte. Ich habe auf Blumen und Tiere geachtet, es war sogar eine kleine Maus über meinen Weg gelaufen. Oben am Gipfel angekommen nahm ich meine Suchtmittel, Schnaps und Amphetamine, dann sah ich erschrocken Cannabis. Erschrocken deshalb, weil ich es beinahe vergessen hätte. Dabei ist besonders Cannabis die Droge, die mich immer wieder auch zu Alkohol und synthetischen Suchtmitteln gebracht hat. Ich habe alles hinuntergeworfen und freute mich darüber sehr. Es war wie eine Befreiung von einer tonnenschweren Last von meiner Seele und ich war glücklich. Gleichzeitig schossen mir Bilder dabei durch den Kopf was alles passiert ist, die letzten Jahre. Familie kaputt, Führerschein weg, Freunde und Freundinnnen weg, ich wurde kriminell. Das machte mich sehr traurig und gleichzeitig froh, weil das jetzt ein Ende hat ...«

»Als ich auf dem Berg stand und das Suchtmittel in Form eines Kastens Bier sah, wurde mir zunächst aufgrund der Menge der frühere Konsum wieder bewusst. Als ich jede Flasche einzeln wegwarf, empfand ich gar nichts. Dann sah ich den Karton mit zwei Flaschen Sekt. Ich dachte an das harmonische Sektfrühstück im Bett mit meiner Ehefrau. Bei jeder Flasche empfand ich Verlust …«

»Die Bierflaschen habe ich weit über die Schlucht geworfen. Bei den Amphetamintütchen hatte ich Probleme. Die weggeworfenen Tütchen wurden vom Wind wieder zu mir zurückgetragen. Ich öffnete die Tütchen und verteilte den Inhalt auf den Boden, um ihn unbrauchbar zu machen. Ein gewaltiger Kraftaufwand war es, den sperrigen und schweren Spielautomaten über den Felsrand zu kippen, es dauerte etwas länger, aber ich habe es letztendlich geschafft. Mit einem lauten Knall zerschellte er beim ersten Aufprall.«

»Je weiter ich in Richtung Gipfel kam, desto dunkler und stürmischer wurde es. Auf dem Gipfel selbst tobte ein heftiger Sturm und es war dunkel. Als ich mich umdrehte, um meine Suchtmittel zu packen und wegzuwerfen, sah ich etwas, das einem Paket glich. Das Essen (Anmerkung des Autors: Es handelt sich um einen Patientin mit einer Essstörung), den Alkohol, die Drogen und die Medikamente. Es war mir zunächst nicht möglich, dieses Paket zu greifen. Als ich es endlich zu fassen bekam, schmiss ich es weg, aber mit geschlossenen Augen. Ich habe also nicht gesehen, wohin das Paket geflogen ist und ob es kaputt gegangen ist.«

Die nächste wesentliche Etappe in der Imagination ist die Begegnung mit dem Wasserfall. Hier geht es um die Schuldgefühle, die abgewaschen werden sollen. Zu Beginn eines neuen Lebens geht es immer darum, das Alte hinter sich zu lassen und von vorn zu beginnen. Wie bei einem Taufritual wird das weiße Gewand angelegt, als Symbol der Unschuld. Viele Suchtkranke haben an dieser Stelle Probleme, mitunter auch die Patienten, denen es recht problemlos gelang, die Flaschen zu entsorgen. Sie wollen nicht unter den Wasserfall, der Körper will nicht sauber werden und sie haben Probleme, das weiße

Gewand anzulegen. Patienten, die die Übung mehrfach machten, erlebten es bei Wiederholungen einfacher, dem Ritus zu folgen. Zu den zentralen Problemen vieler abstinenter Suchtkranker gehört es, sich wirklich nicht mehr schuldig zu fühlen. Die massiven Selbstvorwürfe, Selbstabwertungen und Minderwertigkeitsgefühle wegen des exzessiven Suchtmittelkonsums haben sich tief in das Bewusstsein eingeprägt. Auch wenn die Suchtkranken verstanden haben, dass sie nicht schuld an ihrer Krankheit sind, weil sie diese ja nicht absichtlich herbeigeführt haben (zur Schuld gehört immer die Absicht, aber absichtlich wird niemand suchtkrank), bleibt meist ein quälendes Schuldgefühl zurück. Auch hier wieder einige Schilderungen von Patienten. Typisch ist, dass viele Suchtkranke an ihren Schuldgefühlen festhalten. Nach dem Motto »*Ich hätte es verhindern können*« wird die Realität verkannt. Zum Wesen der Suchtkrankheit gehört, dass sie immer stärker ist als der Betroffene. (Siehe dazu auch Kapitel 2: Die Bearbeitung von Schuld- und Schamgefühlen, S. 54 ff.)

»Ich sah mich aus einigen Metern Entfernung unter dem Wasserfall stehen. Das kühle Nass, die Frische und die Reinigung konnte ich nicht genießen, da mein Körper durch rote Flecken entstellt und abstoßend wirkte.«

»Vor dem kristallklaren Wasserfall stand ich noch einige Zeit. Obwohl ich wusste, dass er mich reinigen kann, bin ich aus Angst vor dem kalten Wasser nicht hineingetreten.«

»Als ich das weiße Gewand angezogen hatte, sah ich noch einen schwarzen Fleck.«

»Durch den Wasserfall bin ich nicht gegangen, weil ich mich nicht ausziehen wollte.«

Andere Patienten berichten über sehr positive Erfahrungen unter dem Wasserfall:

»Unter dem Wasserfall hatte ich das Gefühl, dass meine alte Haut mit dem Wasser runterrutschte und eine neue gewachsen ist.«

»Beim Wasserfall angekommen, hat mich das Wasser sehr erfrischt und leicht gemacht. Das weiße Gewand konnte ich ohne Schwierigkeiten anziehen. Der Weg ins Tal war sonnig, aber ziemlich steinig.«

Das Unbewusste reagiert nur wenig auf Sprache, viel stärker auf Bilder. Der Wert von Ritualen und inneren Bildern wird von der modernen Psychotherapie immer stärker erkannt. Das Unbewusste hat eine mächtige Wirkung auf das Verhalten jedes Menschen, und es sinnvoll bei einer so einschneidenden Veränderung des Verhaltens wie der Abstinenz diesen Bereich der Seele nicht außen vorzulassen. Wer die Übung unter Anleitung macht, lernt meist neue Aspekte seiner Krankheitsbewältigung kennen. Tiefe Schichten der Seele werden erreicht, die dann bei der Akzeptanz der Krankheit hilfreich sind. Natürlich ersetzt dies nicht die Arbeit auf der bewussten Ebene.

Anhang

Verschiedene Arten von Suchterkrankungen und ihre Ausprägungen

Die Alkoholkrankheit

Jeder Suchtkranke ist anders und jede Suchterkrankung äußert sich nach eigenen, aber auch nach typischen Gesetzmäßigkeiten. Der amerikanische Psychologieprofessor Jellinek hat nach seinen Untersuchungen an Tausenden Alkoholkranken ein Schema beschrieben, dass den Verlauf der Alkoholkrankheit veranschaulicht. Seine Arbeiten trugen maßgeblich dazu bei, dass die WHO (Weltgesundheitsorganisation) Alkoholismus als Krankheit anerkannte; seit 1968 ist dies auch in Deutschland der Fall.

Körperliche oder psychische Erkrankung?

Die Alkoholkrankheit ist eine körperliche Erkrankung. Dies wird an einigen Merkmalen deutlich. Zunächst handelt es sich um eine körperliche Abhängigkeit. Führt sich der Süchtige nicht genügend Suchtmittel zu, reagiert der Körper mit »Entzugserscheinungen«. Dies ist bei den sogenannten »Spiegeltrinkern« deutlich zu erkennen. Man nennt sie so, weil sie immer einen bestimmten Alkoholspiegel im Blut haben müssen. Immer wenn zu wenig Alkohol im Körper vorhanden ist, fühlt sich der Süchtige zunehmend unwohl, die Hände beginnen zu zittern, er bekommt Schweißausbrüche, ein starkes Verlangen nach der Droge stellt sich ein, es kommt zu Angstzuständen und Schwächegefühlen. Der Süchtige braucht den Alkohol wie die Luft zum Atmen. Ohne medizinische Unterstützung kann er nicht aufhören zu trinken. Er sollte es auch nicht versuchen, denn der gesamte Stoffwechsel ist daran gewöhnt, mit großen Mengen Suchtmittel fertig zu werden. Bekommt der Körper diese nicht, können lebensbedrohliche Zustände eintreten. Ein Delirium ist die Vergiftung des Gehirns durch Stoffwechselstörungen, die durch das Absetzen des Suchtmittels entsteht. Es beginnt mit Wahnvorstellungen. Der Kranke sieht Dinge, die nicht existieren, hört Geräusche, die es nicht gibt, oder er fühlt sich angefasst oder verfolgt. Jedes Delirium ist lebensbedrohlich, da auch die Funktion des Kreislaufs oder der Atmung gestört sein kann. Ohne Behandlung sterben 20 Prozent der Deliranten. Der Aufenthalt auf einer Intensivstation eines Krankenhauses ist daher notwendig.

Das andere typische Trinkmuster ist das sogenannte exzessive Trinken. Dabei handelt es sich um einen Kontrollverlust über den Alkoholkonsum. Beginnt der Suchtkranke zu trinken, kann er nicht mehr aufhören, bis er völlig betrunken ist. Nicht selten gerät er so in lebensbedrohliche Zustände. Die Erholung dauert eventuell Tage, an denen erneutes Trinken nicht möglich ist. Der nächste Versuch, mäßig Alkohol zu konsumieren, scheitert jedoch. Unabhängig von der Stimmungslage kommt es beim Konsum von Alkohol zum Kontrollverlust, dies auch nach Jahren der absoluten Abstinenz.

Es wäre aber falsch, die Suchtkrankheit auf die körperliche Dimension zu reduzieren. Wie in diesem Buch ausführlich dargestellt, haben psychische Faktoren erheblichen Anteil an der Entwicklung einer Sucht. Insbesondere der Beginn einer Suchtentwicklung ist in der Regel durch die psychische Situation bestimmt.

Die Phasen und Merkmale die Jellinek für die Alkoholkrankheit beschrieben hat, werden im Folgenden in verkürzter Form wiedergegeben.[16]

Die VORPHASE ist von *Erleichterungstrinken* gekennzeichnet. Innere Spannungen, Ärger, Frustration, Leid, Trauer, Leere, Langeweile – alle möglichen unangenehmen Gefühle werden mit Alkohol bekämpft. Die Droge vermittelt ein Gefühl der Erleichterung, und die unliebsamen Gefühle verschwinden zumindest zeitweise.

Wenn häufiger oder immer wieder Erleichterung mittels Alkohol gesucht wird, kommt es zu einer Steigerung des Konsums, weil der Betroffene mehr verträgt. Man spricht von einer *Erhöhung der Toleranz*. Hier ist schon eine Veränderung der körperlichen Gegebenheiten zu beobachten. Leicht entwickelt sich ein Teufelskreis: Durch häufigeres Suchen nach Erleichterung mittels Alkohol wird die psychische Belastbarkeit allmählich immer labiler. Das *dauernde Suchen* nach Stimmungsverbesserung mittels einer Droge ist die Folge.

Die ANFANGSPHASE ist dadurch gekennzeichnet, dass der stärker werdende Suchtmittelkonsum selbst zum Problem wird. Allmählich ahnt man, dass mit dem steigenden Konsum von Alkohol etwas nicht stimmen kann. Man möchte nicht auffallen, daher wird das Suchtmittel *heimlich* konsumiert.

Die Abhängigkeitsentwicklung schreitet fort, wenn die Bedeutung des Suchtmittels zunimmt. *Häufiges Denken an Alkohol* und die ständige Sorge, einen genügend großen Vorrat an Suchtmittel zur Verfügung zu haben, bestimmen den Tagesablauf. *Das Verlangen wird zunehmend stärker,* die ersten Gläser werden etwa hastig hinuntergespült. Wegen des immer stärkeren Konsums stellen sich *Schuldgefühle* ein, die Betroffenen suchen Ausreden, um ihr schlechtes Gewissen zu beruhigen, und *vermeiden Anspielungen* auf das Thema.

Ein deutliches Zeichen der sich anbahnenden Suchtkrankheit sind *Gedächtnislücken*. Nach abendlichem Alkoholkonsum weiß der Betroffene am nächsten Morgen nicht mehr, wie er nach Hause gekommen ist oder was er unternommen hat. Mitunter entstehen peinliche Situationen, wenn er auf Ereignisse angesprochen wird, an die er sich nicht mehr erinnern kann. Mit zunehmender Abhängigkeit nehmen die Gedächtnislücken an Häufigkeit zu.

Die KRITISCHE PHASE ist dadurch gekennzeichnet, dass die Krankheit ausgebrochen ist. Die Betroffenen versuchen, sich dagegen zu wehren, indem sie bemüht sind das Suchtmittel zu kontrollieren. Da die Sucht aber stärker ist, kann dies nicht gelingen, vielmehr ist ein *Kontrollverlust* festzustellen.

Der Kontrollverlust ist das zentrale Merkmal der Suchtkrankheit. Nicht mehr der Betroffene steuert seinen Umgang mit psychoaktiven Substanzen, sondern ein innerer Zwang. Der *Exzess-Trinker* trinkt eventuell längere Zeit überhaupt nicht mehr. Man nennt ihn dann auch *Quartals-Trinker,* weil er längere Phasen ohne Alkohol auskommt, dann aber »abstürzt«. Er trinkt dann große Mengen bis zur völligen Trunkenheit. Manchmal genügen geringe Mengen Alkohol, um einen Trink-Exzess auszulösen. Die Abstände zwischen den Trinkpausen werden immer kürzer. Der *Spiegeltrinker* ist ein anderer Trinkertyp, er benötigt rund um die Uhr einen Alkoholspiegel im Blut, meist um die 2 Promille. Sinkt der Alkoholspiegel, reagiert der Körper mit Entzugserscheinungen: Zittern der Hände, Angst, Schwitzen, Unsicherheit, starkes Verlangen (Gier) nach Alkohol. Spiegeltrinker werden mitunter auch nachts wach und müssen »nachfüllen«. Das spürbare Angewiesensein auf das Suchtmittel macht ihnen überdeutlich, dass sie dem Alkohol verfallen sind. Für exzessive Trinker ist es schwerer einzusehen, dass sie suchtkrank sind, da sie sich immer darauf berufen, dass sie Trinkpausen einhalten können.

Suchtkranke haben fast immer ein *Erklärsystem,* mit dem sie ihren Konsum rechtfertigen. Es sind die Nerven, die das brauchen, die Zustände am Arbeitsplatz, die man nicht ertragen kann, der/die Partner/in ohne Verständnis für die schwierige Lebenssituation. Es werden alle möglichen Gründe herangezogen: Politik, Umwelt, Ungerechtigkeiten usw. Co-Abhängige lassen sich meist von diesem Erklärsystem überzeugen oder damit zumindest beruhigen. Nicht selten sind Suchtkranke gute Schauspieler, denen es gelingt, andere zum Mitspielen zu bringen. Das Erklärsystem der Medikamentenabhängigen hat z. B. meist Depression, Erschöpfung, Schmerz, Schlaflosigkeit, Angstzustände, Panik u. Ä. zum Inhalt. Diese unliebsamen Stimmungen und Probleme werden jedoch genau von den Medikamenten (Benzodiazepinen) produziert, gegen die man sie einnimmt.

Allmählich verändert der Alkoholkonsum die Persönlichkeit sehr nachteilig. *Auffällig aggressives Verhalten* ist zu beobachten. Der Alkoholkranke regt sich über Kleinigkeiten furchtbar auf, grundlose Feindseligkeiten gegen bestimmte Personen, Verstimmungszustände und große Reizbarkeit treten verstärkt auf. Zunehmend isoliert sich der Suchtkranke, trinkt allein und heimlich und bricht etwa den Kontakt zu Freunden ab. Er versucht immer wieder, den Alkoholkonsum zu kontrollieren, indem er seine Konsumgewohnheiten ändert, doch alle diese Versuche Scheitern.

Die Zuverlässigkeit lässt nach und die Betroffenen werden unberechenbar, für sich selbst und andere. Fehlzeiten am Arbeitsplatz werden häufiger. Die Arbeitsleistung sinkt, obwohl viele Suchtkranke dies nicht glauben wollen. Schließlich geht der *Arbeitsplatz verloren.* Zunehmend konzentriert sich das Verhalten fast ausschließlich auf den Konsum von Alkohol. *Interessen verschwinden* und das *Äußere wird vernachlässigt.* Die Alkoholkranken wiederholen sich häufig und dramatisieren Banalitäten. Die Ernährung wird vernachlässigt, und es zeigen sich erste *organische Beschwerden*: Zusammenbrüche, Entzündung der Bauchspeicheldrüse, Herzrhythmusstörungen, Entzündung der Magenschleimhaut, Fettleber usw. Der *Sexualtrieb lässt nach* und bei einigen männlichen Suchtkranken führt dies zum *alkoholischen Eifersuchtswahn*. Dabei wird die Partnerin für die eigene Impotenz verantwortlich gemacht, da diese angeblich außereheliche Beziehungen pflegt.

Trinken wird zur Besessenheit und beginnt schon in den frühen Morgenstunden. Selbst kleinste Anforderungen werden nicht mehr ohne Alkohol bewältigt. Post wird nicht mehr geöffnet, Besuch wird nicht mehr in die Wohnung gelassen.

Die CHRONISCHE PHASE nach Jellinek beginnt mit *verlängerten Räuschen*. Der Kranke ist jetzt tagelang betrunken, das Gehirn wird durch die extreme Vergiftung zunehmend belastet. *Konzentrationsstörungen, Beeinträchtigung des Denkens, verlangsamte Körperbewegungen, Verlust der Merkfähigkeit* sind deutliche Hinweise auf organische Veränderungen, die nur durch längere Abstinenz rückgängig gemacht werden können. Etwa 10 Prozent der Suchtkranken erleben Wahnvorstellungen im Sinne einer Alkoholpsychose. Viele Suchtkranke entwickeln *unbestimmte wahnhafte religiöse Wünsche*. *Wertmaßstäbe gehen verloren* und man trinkt gemeinsam mit *Personen unter Niveau*. Allmählich ist der Organismus in einer Weise geschwächt, dass nur noch wenig Alkohol vertragen wird. Man spricht von einem *Toleranzverlust*. Wiederholt folgen Zusammenbrüche, schwere depressive Verstimmungen und Selbstmordversuche.

Bei ca. 15 Prozent der chronischen Alkoholiker kommt es zum Delirium tremens. Früher war der Anteil viel höher. Mittlerweile stehen Medikamente (Distraneurin) zur Verfügung, die den Entzug mildern. Ein Delirium oder auch Krampfanfälle entstehen meist, wenn das Suchtmittel abgesetzt wird. Die Entgiftung sollte daher bei chronisch Abhängigen in einem Krankenhaus durchgeführt werden.

Medikamentenabhängigkeit

Die meisten Suchtkranken bevorzugen die Droge Alkohol. Der Missbrauch und die Abhängigkeit von Medikamenten sind aber ein weit unterschätztes gesellschaftliches Problem. Nach Schätzungen der Deutschen Hauptstelle für Suchtfragen sind etwa 2 Prozent der Bevölkerung medikamentenabhängig (1,4 bis 1,5 Millionen, Jahrbuch Sucht 2004). Da es sich in der Regel um vom Arzt verschriebene Medikamente handelt, unterschätzen die Betroffenen die Gefahr erst recht und meinen, Medikamentenmissbrauch und -abhängigkeit seien notwendig und legal. Frauen über 40 sind hier besonders gefährdet. Viele Patienten, die in eine Entwöhnungsbehandlung kommen, sind mehrfachabhängig (polytoxikoman) von Alkohol, Medikamente und Drogen.

Grundsätzlich gibt es große Übereinstimmungen zwischen Alkohol- und Medikamentenabhängigkeit, z. B. körperliche Entzugserscheinungen, die zu weiterem Konsum zwingen. Die körperlichen und sozialen Folgen sind ähnlich schwerwiegend. Auch Medikamentenabhängige leben in der chronischen Phase ihrer Sucht nur noch für die Droge.

Medikamente mit Suchtpotenzial sind:

- Beruhigungsmittel,
- Schlafmittel,
- Schmerzmittel,
- Aufputschmittel.

Beruhigungsmittel

Zu den meistverordneten Medikamenten überhaupt gehören die sogenannte Tranquilizer, Beruhigungsmittel, die Benzodiazepin enthalten. Gängige Präparate sind: Valium, Librium, Adumbran, Tavor, Lexotanil, Normoc, Praxiten. Die Wirkung ist angstlösend, sedierend (beruhigend), entspannend und krampflösend. Nachdem Benzodiazepine entwickelt wurden, war die Euphorie zunächst groß; denn man ging davon aus, dass diese Medikamente nicht süchtig machen und es bei einer Überdosierung nicht zum Tod des Patienten kommt. In der Zwischenzeit ist jedoch die große Suchtgefahr der

Benzodiazepine erwiesen. Schon nach acht Tagen regelmäßiger Einnahme entstehen genau die Symptome verstärkt, gegen die das Medikament eingenommen wurde, z. B. Angstzustände, Verzweiflung, depressive Verstimmungen, Leere, innere Unruhe ... Nach zwei bis drei Wochen hat sich eine Abhängigkeit entwickelt. Die Wahrscheinlichkeit der Suchtentwicklung ist daher besonders groß. Allmählich setzten sich diese Erkenntnisse bei den niedergelassenen Ärzten durch.

Patienten mit chronischer Benzodiazepinabhängigkeit halten den Entzug von diesem Suchtstoff trotz medizinischer Unterstützung oft nicht durch. Die Entzugserscheinungen dauern nicht selten mehrere Monate bis Jahre an (bei Alkoholabhängigkeit sind Entzugserscheinungen meist binnen acht Tagen abgeklungen).

Low-dose-Abhängigkeit (niedrig dosierte Abhängigkeit)

Die regelmäßige Einnahme von Benzodiazepinen führt in die sogenannte Low-dose-Abhängigkeit. Obwohl die Patienten täglich nur ein oder zwei Tabletten einnehmen, entwickelt sich eine Abhängigkeit. Dies ist damit zu erklären, dass diese Medikamente nur langsam im Körper abgebaut werden. Wenn die tägliche Tablette eingenommen wird, befindet sich noch ein erheblicher Rest vom Vortag im Körper, sodass es zu einer heimlichen Steigerung des Wirkstoffs kommt. Beim Versuch, die Medikamente abzusetzen, treten Entzugserscheinungen auf: Unruhe, Schlaflosigkeit, Angstzustände, depressive Verstimmungen u. Ä. Die Persönlichkeit wird durch den Medikamentenmissbrauch massiv negativ beeinträchtigt und der Schlafrhythmus gestört. Besonders ältere Menschen geraten leicht in die Low-dose-Abhängigkeit. Jüngere neigen eher dazu, die Mengen zu erhöhen und die Medikamente bei verschiedenen Ärzten oder in der Szene zu besorgen.

Schlafmittel

Zum Einsatz kommen auch hier meist Medikamente, die Benzodiazepin enthalten; die Gefahr der Abhängigkeitsentwicklung ist daher groß. Häufig verordnete Mittel sind: Staurodorm, Betadorm,

Dalmadorm, Rohypnol, Mogadan, Vesperax, Medinox. Alle diese Medikamente dürfen bei Süchtigen gar nicht und bei anderen nur sehr wenige Tage zum Einsatz kommen. Die Wirkung ist schlaffördernd, krampflösend und beruhigend. Der Schlaf ist weniger tief und daher weniger erholsam. Besonders gefährlich ist der gleichzeitige Konsum von Medikamenten und Alkohol, da es zu einer Vervielfachung der Wirkung kommen kann, eventuell mit tödlichen Folgen.

Schmerzmittel

Neben frei verkäuflichen Mitteln wie Aspirin und Paracetamol haben besonders die Opioide Abhängigkeitspotenzial. Häufig verordnet werden Valoron, Dolantin, Dolviran, Optalidon, Voltaren. Schmerzmittel wirken schmerzlindernd und erzeugen ein wohltuendes Körpergefühl. Leicht kommt es bei Dauereinnahme zur Toleranzentwicklung; das bedeutet, dass mehr Wirkstoff eingenommen werden muss, um die gewünschte Wirkung zu erzielen. Beim Absetzen des Medikaments kommt es zu Entzugserscheinungen.

Aufputschmittel

Amphetamin ist eine synthetische Droge, die den Antrieb steigert, wach hält und somit zur Leistungssteigerung führt. Darüber hinaus wirkt es angenehm euphorisierend und zügelt den Appetit. In den 60er Jahren wurde es Appetitzüglern beigemischt. Nachdem das große Suchtpotenzial bekannt wurde, nahm man diese Präparate vom Markt. Handelsnamen sogenannter Weck- und Aufputschmittel sind: AN 1, Ritalin, Captagon, Pervitin. In der Partyszene wird »Speed« oder »Pep« konsumiert, das aus illegalen Laboren stammt und fragwürdige Inhaltsstoffe enthält. Die Sucht entwickelt sich oft rasch. Die körperlichen Folgen reichen von Hirnschäden (nachgewiesen, bereits nach einmaligem Konsum) bis zu Psychosen, bei Überdosierung führt die Einnahme zum Tod.

Wird das Präparat entzogen, entstehen starke Entzugserscheinungen in Form depressiver Verstimmung, großer Müdigkeit bei gleichzeitiger innerer Unruhe.

Weitere Präparate mit Suchtpotenzial sind: Codeinhaltige Hustensäfte, Appetitzügler und Abführmittel.

Besonderheiten bei der Behandlung der Medikamentenabhängigkeit

Insgesamt sind die Behandlung der Alkoholabhängigkeit und die der Medikamentenabhängigkeit ähnlich. Nach der Entgiftung werden Krankheitseinsicht und Abstinenzfähigkeit erarbeitet. Die Hintergründe der Medikamentenabhängigkeit sollten verstanden werden. Die Frage ist auch hier, welche destruktiven Verhaltensweisen zu korrigieren sind.

Die Entzugserscheinungen bei Medikamentenabhängigen treten, wie schon erwähnt, noch nach Monaten und Jahren auf und dauern länger an als bei Alkoholabhängigen.

Medikamente gelten leicht als die »feineren« Drogen. Sie wurden ja auch scheinbar berechtigt gegen alle möglichen Beschwerden eingesetzt: depressive Verstimmungen, Ängste, Panik, Schlaflosigkeit usw. In der Regel wurden sie zu Beginn der Abhängigkeitsentwicklung vom Arzt verordnet, später auf illegale Weise in großen Mengen beschafft. Medikamentenabhängige zu erkennen fällt oft schwerer, da sie sich gut tarnen (und z. B. keine »Fahne« haben).

Medikamentenabhängige klagen häufiger als Alkoholkranke über psychosomatische Beschwerden, Ängste, Panikattacken, Schwindel, Depressionen. Es fällt ihnen meist schwer, sich vorzustellen, ein Leben lang ohne die chemischen Helfer auszukommen.

Die Prognose, abstinent zu bleiben, fällt für Medikamentenabhängige im Vergleich zu Alkoholkranken statistisch etwas schlechter aus.

Schnippeln

»Schnippeln« nennt man das selbstverletzende Verhalten, wenn Suchtkranke (selten auch Nicht-Suchtkranke) sich mit Hilfe spitzer oder scharfer Gegenstände (Scheren, Messer, Rasierklingen, Glasscherben usw.) Schnitte oder Kratzer in die Haut zufügen. Betroffen sind meist jüngere Patienten, die oft neben Alkohol verschiedene Drogen wie Ecstasy, Cannabis, Amphetamine, Kokain, Pilze u. Ä.

konsumierten. Auf psychiatrischen Entgiftungsstationen wird dieses Verhalten häufig »abgeschaut«, d. h. der/die ZimmernachbarIn schnippelt, und man probiert es dann selbst auch.

Schnippeln steht oft im Zusammenhang mit einer Borderline-Störung. Vorwiegend sind weibliche Patienten betroffen, die zudem oft sexuell traumatisiert wurden. Körperliche und psychische Gewalt sowie extreme emotionale Vernachlässigung finden sich ebenfalls häufig in der Vorgeschichte.

Mit Hilfe von Selbstverletzungen wird Schmerz erzeugt, der schwer zu ertragende Gefühle wie Wut, Leere, Unruhe, Angst, Unsicherheit u. Ä. überdecken soll. Der körperliche Schmerz ist ein Ablenkungsmittel von emotionalen Missempfindungen. Der Schmerz wird ähnlich wie eine Droge gegen diese Probleme eingesetzt. Nach dem Schnippeln treten meist starke Schuldgefühle auf, die zusätzlich belasten. Der süchtige Teufelskreis ist leicht zu erkennen. Allmählich baut sich ein typischer »Schnippeldruck« auf. Die Betroffenen beschreiben den Zwang, sich immer wieder selbst verletzen zu müssen, um Erleichterung zu verspüren.

Insgesamt sind die Parallelen zu anderen Suchtformen deutlich. So versuchen die Betroffenen etwa, mit dem Schnippeln aufzuhören, und werden wieder rückfällig. Schnippeln führt zu Selbsthass und Selbstverachtung. Die Betroffenen erleben den Zwang, sich selbst verletzen zu müssen, als extrem zerstörerisch und fühlen sich hoffnungs- und perspektivlos. Suizidversuche bzw. Suizid kommen bei diesen Patienten häufiger vor.

Therapie

Die Therapie dieser Störung ist meist schwierig. Die Betroffenen müssen sich zunächst darauf einlassen, auf Schnippeln zu verzichten (Abstinenz) und stattdessen nach alternativen, unschädlichen Verhaltensweisen zu suchen. Im ersten Schritt geht es darum, die Selbstschädigung zu verhindern. An Stelle von Schnippeln kann z. B. die typische Stelle, an der die Selbstverletzung für gewöhnlich vorgenommen wird, mit einem Igelball massiert werden. Es gibt auch spezielle Salben, die zu einer spürbaren Hautreizung verhelfen, aber die Haut nicht schädigen. Es ist erlaubt, etwas zu spüren, jedoch nicht, sich zu verletzen. Vor allem Ablenkung ist ein wirksames Mittel gegen Schnippeldruck: Sport treiben, Gespräche, Gruppenaktivitäten u. Ä. helfen über eine akute Rückfallgefährdung hinweg.

Ähnlich wie bei Suchtdruck ist es sinnvoll, Schnippeln als Symptom zu betrachten, das in seiner Bedeutung verstanden werden muss. Ziel der Therapie ist die Auflösung der tiefen Wut auf sich selbst. Schnippeln verstärkt den Selbsthass und macht so deutlich, wo das eigentliche Problem liegt. Die Alternative ist, unmittelbar etwas zu tun, was den Selbsthass auflöst oder zumindest in diese Richtung führt. Es geht darum, positive Gedanken an Stelle der destruktiven zu entwickeln und eine aktive Planung der Zukunft mit realistischen Zielen zu wagen. Zu dieser aktiven Trauerarbeit gehört auch, über seelische Verletzungen zu reden, mit dem Ziel, diese zu überwinden.

Verantwortung hat ein Mensch auch für das, was ihm angetan wurde. Das hat nichts mit Schuld zu tun. Schuldig macht sich jemand, der mit Absicht etwas Verwerfliches tut. Die Unterscheidung zwischen Verantwortung und Schuld ist höchst bedeutsam. Schuld hat z. B. jemand, der ein Kind misshandelt oder missbraucht. Wer Misshandlung erleben musste, hat keine Schuld, trägt aber die Verantwortung dafür, Sorge zu tragen, dass er lernt, möglichst gut mit dem Erlebten zurechtzukommen. Dazu gehört auch, sich möglicher Hilfsangebote zu bedienen, etwa eine Traumatherapie zu machen, in der speziell der sexuelle Missbrauch bearbeitet wird oder bei einer Borderline-Störung sich therapeutische Unterstützung zu suchen, um den Umgang mit sich selbst und mit Beziehungen zu lernen.

Fragen zum Abschluss

- *Habe ich die Krankheit gründlich kennengelernt?*
  Kenne ich die Phasen nach Jellinek? Sind mir die Merkmale bewusst, die auf meinen Krankheitsverlauf zutreffen? Seit wann bin ich suchtkrank? Wie fand der Einstieg in die Sucht statt? Kenne ich das Krankheitsbild der Co-Abhängigkeit?
- *Habe ich die Suchtkrankheit akzeptiert?*
  Habe ich zu einem inneren Ja zur Krankheit gefunden oder will ich sie noch immer loswerden?

- *Habe ich den Sinn meiner Suchtkrankheit verstanden?*
  Habe ich verstanden, warum ich suchtkrank werden musste? Welche Probleme, welche Schwierigkeiten wollte ich mit der Droge bewältigen? Welche Botschaft trägt die Krankheit in sich?
- *Habe ich angefangen, Konsequenzen aus der Krankheit zu ziehen?*
  An welchen Gefühlsblockaden habe ich wie gearbeitet? Vor welchen Lebensproblemen bin ich bisher ausgewichen, und wie habe ich begonnen, daran zu arbeiten? Habe ich zu einer realistischen Sicht meiner Person und meiner Stellung in der Gesellschaft gefunden? Habe ich mich von Schuldzuweisungen verabschiedet? Habe ich die Verantwortung für meine Krankheit und mein Leben übernommen?
- *Habe ich mir die Krankheit verziehen?*
  Habe ich verstanden, dass es unausweichlich kommen musste, wie es gekommen ist? Kann ich mir verzeihen, suchtkrank zu sein, weil ich die Krankheit als Bestandteil meines Lebens akzeptiere? Hat die Krankheit mir geholfen, mehr zu mir selbst zu finden?
- *Habe ich die Verantwortung dafür übernommen, andere coabhängig gemacht zu haben?*
  Habe ich begonnen, mit Familienmitgliedern und Freunden zu reden, ohne mich zu rechtfertigen oder zu entschuldigen? Kann ich über den zerstörerischen Charakter der Krankheit reden und erkennen, wie sehr andere darunter zu leiden hatten? Kann ich akzeptieren, dass andere deswegen gekränkt und wütend sind?
- *Habe ich bedingungslos kapituliert?*
  Habe ich alle Hintertüren zugemacht? Habe ich mich entschieden, alle Probleme, die sich mir in den Weg stellen, ohne Suchtmittel zu lösen? Habe ich mich entschieden, dieses Leben abstinent zu Ende zu bringen?
- *Erlebe ich meine Abstinenz als Geschenk und Freiheit?*
  Ist Abstinenz eine Last, oder genieße ich die Freiheit, nicht mehr dem Terror der Sucht ausgeliefert zu sein?
- *Hat Trauerarbeit stattgefunden?*
  Habe ich ehrlich über alle Auswirkungen, Tiefpunkte, Niederlagen und Schrecken meiner Suchtkrankheit gesprochen und

getrauert? Habe ich Trost in der Gemeinschaft mit Betroffenen gefunden? Spüre ich, dass ich immer besser Ja sagen und zu meiner Krankheit stehen kann?

- *Habe ich ein neues (unabhängigeres) Selbstwertgefühl?*
  Kann ich mich selbst loben? Bin ich mir selbst der wichtigste Mensch? Habe ich ein realistisches Bild von meiner Person? Bin ich zufrieden mit dem, was ich habe?
- *Habe ich einen neuen Sinn in meinem Leben gefunden?*
  Habe ich ein neues Leben begonnen? Was gibt meinem Leben Wert und Sinn, wofür will ich leben?

Zum Schluss

In einer Therapiegruppe wurde von den Teilnehmern ein typischer Sündenbock gefunden. Er machte viele Dinge falsch, verstieß gegen Regeln und brachte die Mitpatienten gegen sich auf. Der Therapeut gab der Gruppe folgenden Text zu lesen:

Richtig und falsch

Wenn Bankei seine Meditationswochen in der Zurückgezogenheit abhielt, kamen Schüler aus vielen Teilen Japans, um daran teilzunehmen. Während eines dieser Treffen wurde ein Schüler beim Stehlen ertappt. Man trug die Sache Bankei vor, mit der Bitte, der Täter möge davongejagt werden. Bankei ignorierte den Fall. Etwas später wurde der Schüler bei der gleichen Tat ertappt, und wieder übersah Bankei die Angelegenheit. Dies ärgerte die anderen Schüler, und sie schrieben ein Gesuch, in dem sie die Entlassung des Diebes forderten und erklärten, dass sie andernfalls alle zusammen fortgehen würden.

Als Bankei das Gesuch gelesen hatte, rief er alle zu sich. »Ihr seid weise Brüder«, sagte er zu ihnen. »Ihr wisst, was Recht und was nicht Recht ist. Geht woanders hin, um zu studieren, wenn ihr wollt, aber dieser arme Bruder kann nicht einmal zwischen Recht und Unrecht unterscheiden. Wer wird ihn unterrichten, wenn ich es nicht tue? Ich werde ihn hier behalten, selbst wenn ihr anderen alle geht.«

Ein Strom von Tränen läuterte das Gesicht des Bruders, der gestohlen hatte. Jegliches Verlangen zu stehlen war ihm vergangen.[17]

Anmerkungen

1 Es wird an dieser Stelle vorausgesetzt, dass die Leserinnen und Leser die Suchtkrankheit kennen. Sollte dies nicht der Fall sein, so finden sie im Anhang (S. 171 ff.) einen Überblick.

2 Vgl. Röhr, Heinz-Peter: Narzissmus – Das innere Gefängnis. 8. Aufl. Walter: Düsseldorf, 2005.

3 *Nicht bleiben und nicht flüchten können* nennt Michaela Röhr ihre Arbeit über die psychischen Folgen für Kinder suchtkranker Eltern. Gerade die Kinder sind dem Terror besonders hilflos ausgeliefert. Sie befinden sich noch in der Entwicklung, und demzufolge sind die Nachteile einer frühen Konfrontation mit Co-Abhängigkeit besonders negativ. Vgl.: Röhr, Michaela: Nicht bleiben und nicht flüchten können. Unveröffentlichte Diplomarbeit an der Katholischen Fachhochschule für Sozialwesen, Aachen, 2000.

4 Vgl. Röhr, Heinz-Peter: Wege aus der Abhängigkeit. Destruktive Beziehungen überwinden. 4. Aufl. Patmos: Düsseldorf, 2007.

5 Damit Suchtkranke in eine Entwöhnungsbehandlung kommen, benötigen sie emotionalen und sozialen Druck. Meist ist es der Arbeitgeber, der das Beschäftigungsverhältnis kündigen will, wenn nicht eine therapeutische Maßnahme erfolgt. Ein weiter Grund ist der Verlust wesentlicher Beziehungen, etwa wenn der Partner sich wirklich trennt (und nicht nur damit droht). Der letzte und meist beste Grund, eine Behandlung zu beginnen, ist der lebensbedrohliche körperliche Zusammenbruch.

6 Siehe hierzu auch: Röhr, Heinz-Peter: Vom Glück, sich selbst zu lieben. Wege aus Angst und Depression. 3. Aufl. Patmos: Düsseldorf, 2007.

7 Siehe zu dieser Problematik auch: Röhr: Wege aus der Abhängigkeit.

8 Siehe zum Problem der abhängigen Persönlichkeitsstruktur: Röhr: Wege aus der Abhängigkeit.

9 Eine ausführliche Beschreibung der narzisstischen Persönlichkeitsstörung findet sich z. B. in: Röhr: Narzissmus – Das innere Gefängnis.

10 Eine ausführliche Beschreibung der hysterischen Persönlichkeitsstörung findet sich in Röhr, Heinz-Peter: Die Angst vor Zurückweisung. Hysterie verstehen. 2. Aufl. Patmos: Düsseldorf, 2007.

11 Siehe hierzu: Röhr, Heinz-Peter: Weg aus dem Chaos. Das Hansmein-Igel-Syndrom oder Die Borderline-Störung verstehen. 9. Aufl. Walter: Düsseldorf, 2006.

12 Siehe dazu auch: Röhr: Wege aus der Abhängigkeit.

13 Der sogenannte Trockenrausch, den Suchtkranke mitunter erleben,

ist dadurch gekennzeichnet, dass eine deutliche Überschätzung der eigenen Fähigkeiten und Möglichkeiten stattfindet. Die Realität wird nur unzureichend wahrgenommen, Rückfälligkeit ist sehr wahrscheinlich.

14 Siehe hierzu auch das Problem des emotionalen Missbrauchs in der Familie u. a. in: Röhr: Wege aus der Abhängigkeit.

15 Siehe dazu auch: Röhr, Heinz-Peter: Ich traue meiner Wahrnehmung. Sexueller und emotionaler Missbrauch oder Das Allerleirauh-Schicksal. 5. Aufl. Walter: Düsseldorf, 2005.

16 Vgl. Elvin Morton Jellinek in: Schneider, Ralf: Die Suchtfibel. Informationen zur Abhängigkeit von Alkohol und Medikamenten für Betroffene, Angehörige und Interessierte. 13. Aufl. Schneider Hohengehren: Baltmannsweiler, 2001, S. 111–123.

17 Aus: Reps, Paul (Hg.): 101 Zen-Geschichten, Patmos: Düsseldorf, 2004, S. 58.

Literatur

Diagnostisches und Statistisches Manual psychischer Störungen: DSM 4. Beltz: Weinheim, 2000.

Fromm, E.: *Authentisch leben.* Hg. von R. Funk. 3. Aufl. Herder: Freiburg, 2007.

Harsch, H.: *Alkoholismus – Schritte zur Hilfe für Abhängige.* Chr. Kaiser: München, 1990.

Hüllinghorst, R. / Kaldewei, D. / Lindemann, F. / Merfert-Diete, C. (Hg.): *Jahrbuch Sucht 2004.* Neuland: Gesthacht, 2003.

König, K.: *Kleine psychoanalytische Charakterkunde.* 8. Aufl. Vandenhoeck & Ruprecht: Göttingen, 1995.

Rahn, E. / Mahnkopf, A.: *Lehrbuch der Psychiatrie.* Psychiatrie Verlag: Bonn, 1999.

Reps, P. (Hg.): 101 Zen-Geschichten, Patmos: Düsseldorf, 2004.

Richter, H.-E.: *Eltern, Kind und Neurose. Die Rolle des Kindes in der Familie.* 31. Aufl. Rowohlt TB, Reinbek bei Hamburg, 2003.

Riemann, F.: *Grundformen der Angst. Eine tiefenpsychologische Studie.* 37., unveränd. Aufl. Reinhardt: München, 2006.

Röhr, H.-P.: *Die Angst vor Zurückweisunng. Hysterie verstehen.* 2. Aufl. Patmos: Düsseldorf, 2007.

–: *Die vierte Seite des Suchtdreiecks. Über die Bedeutung von Spiritualität und Religiosität in der Therapie.* Fredeburger Hefte Nr. 4, o. J.

–: *Ich traue meiner Wahrnehmung. Sexueller und emotionaler Miss-*

brauch oder Das Allerleirauh-Schicksal. 5. Aufl. Walter: Düsseldorf, 2005.

–: *Narzissmus – Das innere Gefängnis.* 8. Aufl. Walter: Düsseldorf, 2005.

–: *Vom Glück, sich selbst zu lieben. Wege aus Angst und Depression.* 3. Aufl. Patmos: Düsseldorf, 2007.

–: *Weg aus dem Chaos. Das Hans-mein-Igel-Syndrom oder Die Borderline-Störung verstehen.* 9. Aufl. Walter: Düsseldorf, 2006.

–: *Wege aus der Abhängigkeit. Destruktive Beziehungen überwinden.* 4. Aufl. Patmos: Düsseldorf, 2007.

Röhr, M.: *Nicht bleiben und nicht flüchten können.* Unveröffentlichte Diplomarbeit an der Katholischen Fachhochschule für Sozialwesen, Aachen, 2000.

Schneider, R.: *Die Suchtfibel. Informationen zur Abhängigkeit von Alkohol und Medikamenten für Betroffene, Angehörige und Interessierte.* 13. Aufl. Schneider Hohengehren: Baltmannsweiler, 2001.

Sperling, F. / Massing, A. / Reich, G.: *Die Mehrgenerationen-Familientherapie.* Göttingen, 1992.

Weltgesundheitsorganisation: *Internationale Klassifikation psychischer Störungen*, Huber: Göttingen, 2000.

Zitatnachweis

183 f. Paul Reps, Ohne Worte, ohne Schweigen. 101 Zen-Geschichten und andere Zen-Texte aus vier Jahrtausenden. © Otto Wilhelm Barth Verlag 1976. Alle Rechte vorbehalten S. Fischer Verlag GmbH, Frankfurt am Main.